静がんメソッド

静岡がんセンターから学ぶ
最新化学療法＆有害事象マネジメント

皮膚癌編

シリーズ監修 **安井博史** 静岡県立静岡がんセンター副院長／消化器内科部長
編集 **清原祥夫** 静岡県立静岡がんセンター皮膚科部長

日本医事新報社

静がんメソッドシリーズの監修にあたって

　現在の化学療法の多くは，EBMに基づき，各癌腫ごとにガイドラインが整備されてきました。しかし，実臨床においてはいわゆる「標準治療」が適応され，何も悩まずに治療できる患者さんの割合は決して多くないのが現状です。患者さんの病態，全身状態ならびに治療目的，仕事環境，家庭環境など様々な情報に，医師の経験を加味して治療法を選択するわけですが，「この治療法」という正解があることは少なく，患者さんの状態も臨床試験のように一定というわけにはいかないため，多かれ少なかれ迷いながら治療をされているのが実情だと思います。当院へのセカンドオピニオンにおいても，高齢や腎機能低下，心機能低下といった合併症を持つ患者さんへの治療といった様々なパターンの治療選択の悩みが多く見受けられます。また，他院の先生からは「セカンドオピニオンという堅苦しい形ではなくてもいいので，治療のポイントやアドバイスがもらえれば助かる」との意見もたびたび聞かれます。我々のようながん専門病院は必然的に多くの患者さんを治療するわけですが，標準治療外の患者さんの治療において悩む点は同じです。ただ，我々は様々な患者さんの治療経験の積み重ねにより，治療選択における注意点や有害事象対策におけるポイントをいくつか持っています。当然，EBMが医療の根幹であり，まずはEBMをしっかり理解し治療することが必要ですが，EBMにはない，経験から得られるポイントが実臨床で悩んだときの大きな支えになります。この本は一般的なガイドラインとは違い，当院が実臨床として培ってきた経験的ポイントを公開することを目的として作成しています。そのため，EBMのあるもの，ないものすべてが記載されていることを十分認識した上でご活用頂ければ幸いです。患者さんの視点に立ち，すべての患者さんの希望に添った最善の治療（必ずしも化学療法のみではなく，緩和治療も含めた治療）を行うための参考になれば幸いです。

　最後に，多忙な中，この本を出版するにあたり御執筆頂いた静岡県立静岡がんセンターの各科の先生方に深謝申し上げます。

静岡県立静岡がんセンター　副院長兼消化器内科部長

安井博史

序　文

　皮膚癌薬物療法においては有効性の高い，推奨できる確実なレジメンは少なく，また，ごく最近までEBMに基づいたレジメンはほとんど皆無（EBMそのものが希薄）でした。

　しかし，静岡がんセンター皮膚科ではこれまでの40余年の皮膚科医の経験値と，ごく最近のEBMの手法で導かれたレジメンを最大限に活かした皮膚癌レジメンを実践してきました。今回，それらを『静がんメソッド　静岡がんセンターから学ぶ最新化学療法＆有害事象マネジメント　皮膚癌編』としてまとめることができました。本書では，特に用法においてできるだけ患者さんが楽に治療を受けられるように配慮しています。また，投与する医療者にとっても扱いやすいように工夫しています。両者にとってメリットが得られれば幸いです。

　また，最近のメラノーマの新規治療薬の開発により，目まぐるしく新レジメンが登場しています。さらに近い将来において新薬，あるいは併用療法が登場する予定です。しかもこれらの新規治療薬には人類初の免疫チェックポイント阻害薬が含まれているため，作用機序や副作用発現においては未経験なことや未知のこともたくさんあると思われます。そのため副作用の早期発見と早期対策が最も重要であると考えていますが，今後，外来での通院薬物療法が増えることが確実視されていることから，多職種による対応が必須となることでしょう。各施設においてもレジメン実行に先立って，必ず多職種との連携を構築することが強く望まれます。本書がその一助になれば幸甚です。

静岡県立静岡がんセンター 皮膚科部長
清原祥夫

執筆者一覧

シリーズ監修者

安井博史　　静岡県立静岡がんセンター 副院長兼消化器内科部長

編　者

清原祥夫　　静岡県立静岡がんセンター 皮膚科部長

執筆者

吉川周佐　　静岡県立静岡がんセンター 皮膚科医長

目次

1 SCC院内ガイドライン ... 1

2 レジメン・有害事象マネジメント ... 7

Ⅰ 悪性黒色腫
- ニボルマブ ... 8
- イピリムマブ ... 14
- ベムラフェニブ ... 21
- ペグインターフェロン アルファ-2b ... 26
- フェロン療法 ... 32
- DTIC ... 37
- CBDCA + PTX ... 42

Ⅱ 皮膚扁平上皮癌（有棘細胞癌）
- CDDP + 5-FU（FP療法） ... 47
- CDDP + ADM（CA療法） ... 53
- CPT-11 ... 59

Ⅲ 頭部血管肉腫
- weekly PTX ... 65

Ⅳ 乳房外パジェット病
- DTX ... 70

索　引 ... 76

1

SCC
(Shizuoka Cancer Center)
院内ガイドライン

SCC院内ガイドライン

悪性黒色腫

●切除可能悪性黒色腫

Tis → 腫瘍切除 → 経過観察

Tis：腫瘍細胞が表皮内に限局

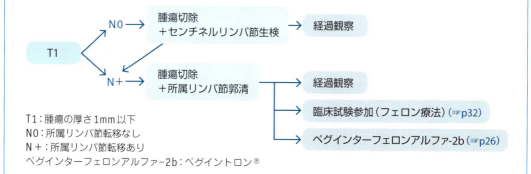

T1：腫瘍の厚さ1mm以下
N0：所属リンパ節転移なし
N＋：所属リンパ節転移あり
ペグインターフェロンアルファ-2b：ペグイントロン®

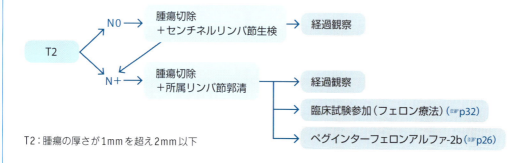

T2：腫瘍の厚さが1mmを超え2mm以下

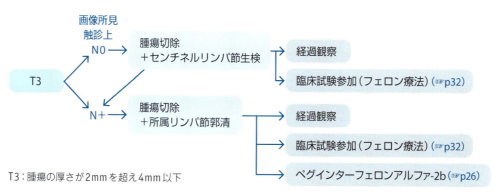

T3：腫瘍の厚さが2mmを超え4mm以下

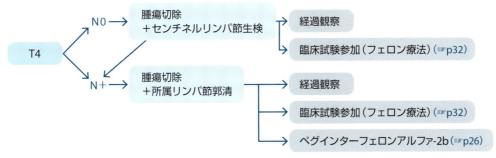

T4：腫瘍の厚さが4mmを超えるあるいは皮下脂肪織のレベルに浸潤

T3/T4の場合は画像上有意な腫脹をリンパ節に認める場合，またはリンパ節転移が多い場合に鼠径部であれば骨盤内郭清まで，腋窩であればレベル3までの郭清を行う場合もある。

●切除不能悪性黒色腫

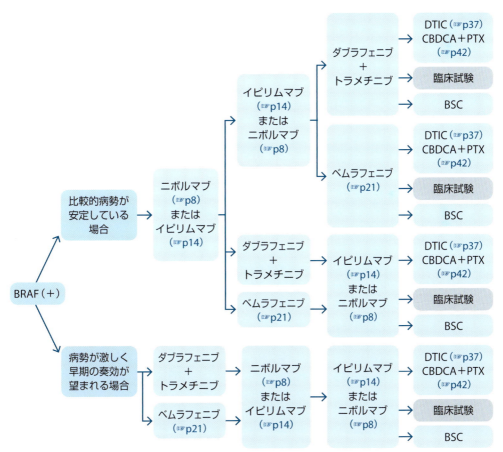

BRAF(＋)：BRAF V600E変異あり

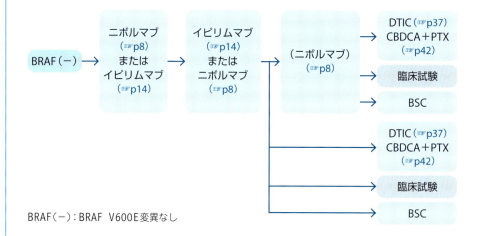

BRAF（−）：BRAF V600E変異なし

皮膚扁平上皮癌（有棘細胞癌）

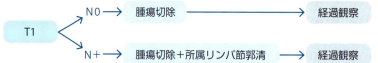

Tis：腫瘍細胞が表皮内に限局

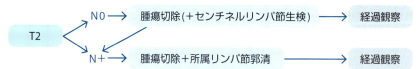

T1：腫瘍最大径が2cm以下で高リスク因子が1つ以下

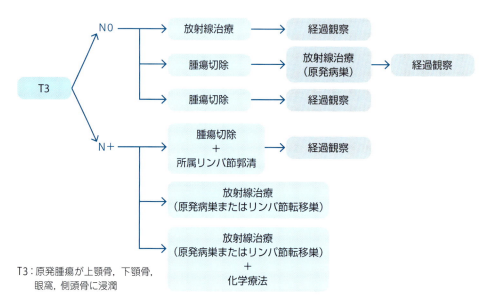

T2：腫瘍最大径が2cmより大きいあるいは腫瘍の大きさに関係なく高リスク因子が2つ以上

T3：原発腫瘍が上顎骨，下顎骨，眼窩，側頭骨に浸潤

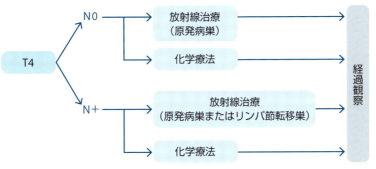

T4：原発腫瘍が骨格あるいは頭蓋底の神経周囲に浸潤

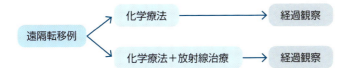

頭部血管肉腫

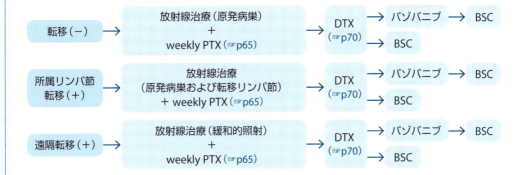

乳房外パジェット病

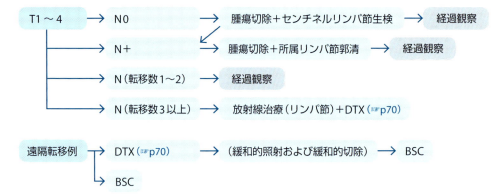

2

レジメン・有害事象マネジメント

●本文中の 静がん マークは静岡がんセンター独自の取り組みを，注意! マークは特に注意が必要なことを示しています。

●「効果」の項で使用した略語

CR	完全奏効
DFS	無病生存期間
ORR	客観的奏効率
OS	（全）生存率
PD	進行
PFS	無増悪生存期間
PR	部分奏効
RFS	無再発生存期間
RR	奏効率
SD	安定

I　悪性黒色腫

ニボルマブ

投与スケジュール

●化学療法未治療または既治療の切除不能悪性黒色腫

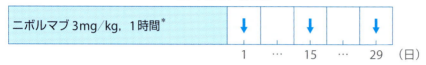

●化学療法既治療の切除不能悪性黒色腫

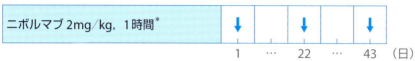

*：上記の3回の繰り返しを1コースとする。
　　投与においてはインラインフィルター（0.2または0.22μm）を使用する。

投与例

●化学療法未治療または既治療の切除不能悪性黒色腫*

投与日	投与順	投与量	投与方法
1 15 29	1	ニボルマブ（オプジーボ®）3mg/kg ＋ 生食 100mL	点滴末梢本管 （1時間）
	2	生食 50mL	点滴末梢本管 （10分）

●化学療法既治療の切除不能悪性黒色腫*

投与日	投与順	投与量	投与方法
1 22 43	1	ニボルマブ（オプジーボ®）2mg/kg ＋ 生食 100mL	点滴末梢本管 （1時間）
	2	生食 50mL	点滴末梢本管 （10分）

*：当センターでは3回投与を1コースと決め，次コースに入る回にCT検査を行い，効果判定を行っている。
　　効果判定はRECIST判定だけではなく，患者の状態（ECOG PS）や血液検査（LDH値）なども加味し，総合的に判断を行い，継続または中止を決定している。

適応・治療開始基準

- 根治切除不能な悪性黒色腫の患者。

● レジメン使用上の注意

- 化学療法未治療患者における安全性および有効性は確立されていない。
- 術後補助療法としての安全性および有効性は確立されていない。

慎重投与，禁忌

慎重投与	・自己免疫疾患の合併または慢性的，再発性自己免疫疾患の既往 ・間質性肺炎の既往または現存
禁　忌	・本剤の成分に対し過敏症の既往歴がある

効　果

根治切除不能悪性黒色腫に対する 海外第Ⅲ相試験[1,2]	DTIC不応根治切除不能悪性黒色腫に 対する国内第Ⅱ相試験[1,2]
ORR 33.3〜47％ 奏効までの期間 1.2〜7.6カ月	ORR 22.9％ OS 473日（中央値） RFS 169日（中央値）

ニボルマブ

有害事象マニュアル[3, 4]

有害事象の発現率と発現時期

有害事象	発現率（%）[5]		発現時期
	all Grade	Grade3以上	
そう痒症	31.4	0	
白斑	17.1	0	
✓ 甲状腺機能低下症	14.3	0	4～28週間後
疲労	14.3	0	
下痢	11.4	2.9	4～32週間後
✓ 肝機能障害	5.7	5.7	4～20週間後
✓ 間質性肺疾患	2.9	0	4～32週間後
糖尿病	2.9	0	
✓ infusion reaction（注入に伴う反応）			

☑：「有害事象マネジメントのポイント」参照。

減量・休薬・中止基準

- 有害事象発生時は減量ではなく，有害事象の対処法アルゴリズムに則り，休薬，中止の判断を行う。
- 対処法アルゴリズムは発生した有害事象により休薬・中止基準は異なるため，注意が必要。

NCI-CTCAEによるGrade判定に基づく減量・休薬	
Grade 1	・基本的には休薬不要 ・薬剤性肺障害や腸炎・下痢などが出現した場合は休薬も検討
Grade 2 または Grade 3	・投与延期または中止 ・症状に応じ各専門医に相談 ・対症療法 ・症状によってはステロイドの全身投与
Grade 4	・投与中止 ・症状に応じ各専門医に相談 ・ステロイドの全身投与

有害事象マネジメントのポイント

✓ 間質性肺疾患

治療開始前のマネジメント

- 呼吸器疾患の有無を問診にて明らかにしておく。
- 投与時は胸部X線検査を必ず行い，間質影の有無を確認してから投与を開始する。

- SpO₂のモニタリングも必須であり，できるだけ安静時，労作時ともに行う。
- 問診にて咳嗽の有無，呼吸困難の有無などをチェックする。
- 胸部聴診にてラ音の確認を行う。
- 血液検査：投与前にKL-6，SP-Dのチェックを行う。

有害事象発生時のマネジメント

- 症状が疑われた場合はCT検査を追加する。
- 呼吸器内科医へ相談のもと，症状の確認（乾性咳嗽・息切れ・呼吸困難・ラ音の聴取のチェック）を行う。
- 血液検査：血算，血液像，CRP，KL-6，SP-Dなどをチェックする。
- 感染症との鑑別（喀痰，β-Dグルカン，サイトメガロウイルス抗原などの確認）を行う。
- 肺関連有害事象が出現した場合は呼吸器内科と協議の上，対応を計画する。

●有害事象に対しての対応

Grade 1	・ニボルマブの投与延期を検討 ・数日間経過観察
Grade 2	・ニボルマブの投与を延期 ・入院を検討 ・ステロイドの内服療法を開始
Grade 3, 4	・ニボルマブの投与を中止 ・入院 ・ステロイドパルス療法の開始を検討 ・効果がなければ免疫抑制剤の追加投与

✓ 肝機能障害・肝炎

治療開始前のマネジメント

- 毎回診察時に肝機能検査値を確認する。
- 問診にて倦怠感の有無，嘔気・嘔吐の有無，食欲不振の有無などをチェックする。

有害事象発生時のマネジメント

- 肝機能障害の原因がニボルマブによって生じているか否かを評価する。

●有害事象に対しての対応

Grade 1	・ニボルマブの投与を継続し，肝機能検査を定期的に行う
Grade 2	・ニボルマブの投与を延期する ・肝機能検査を3日ごとに行う
Grade 3, 4	・ニボルマブの投与を中止する ・1日または2日程度の間隔で肝機能検査を行う ・ステロイドパルスの投与を開始する ・悪化する場合はミコフェノール酸モフェチル1gの1日2回投与を開始

✓ 甲状腺機能障害

治療開始前のマネジメント

- 問診にて甲状腺機能障害の既往の有無を確認する
- 投与前のTSH, FT₃, FT₄およびコルチゾール, ACTHを測定する。
- これらの検査は定期的に行う必要がある。当センターでは次コースに入る回に定期的に測定をしている。

有害事象発生時のマネジメント

- 以下の症状（倦怠感, 浮腫, 寒気, 動作が緩慢, 発汗過多, 体重減少, 眼球突出, 動悸, 振戦, 不眠など）を認めた場合は速やかにTSH, FT₃, FT₄, コルチゾール, ACTHを測定する。

●有害事象に対しての対応

無症候性のTSH増加	・ニボルマブを継続する
症候性の内分泌障害	・内分泌機能の評価を行う ・症候性で検査値以上を認める場合はニボルマブの投与を延期する ・適切な量のホルモン療法を開始する ・ステロイドの投与を開始する
症状が改善した場合	・ニボルマブ投与の再開を検討する ・ステロイドを使用した場合は1カ月以上かけてステロイドを漸減する

✓ infusion reaction（注入に伴う反応）

治療開始前のマネジメント

- 投与前にinfusion reactionの症状（呼吸困難, 意識障害, 眼瞼・口唇の腫脹, 発熱, 悪寒, 嘔気・嘔吐, 咳嗽, めまい, 動悸など）について説明を行う。
- 投与中だけではなく24時間以内は発生する可能性があることを説明する。

有害事象発生時のマネジメント

- 異常が認められた場合は注入速度をゆるめる, または中止にて対応する。
- 軽症の場合は注入速度をゆるめ, 投与を継続する。症状が改善しない場合は中止とし, 抗ヒスタミン薬や解熱鎮痛薬の投与を開始する。改善がなければステロイドの投与も行う。
- 重症の場合は直ちに投与を中止し, 酸素吸入, ステロイド投与, アドレナリンや昇

圧剤の投与などの処置を適切に行う。
- infusion reactionが認められた場合は，次回投与時から解熱鎮痛薬，抗ヒスタミン薬，ステロイドなどの予防投与を行うこともある。

症例　72歳男性，背部悪性黒色腫

　2010年に原発病巣切除，センチネルリンパ節に転移はなく，術後補助療法としてダカルバジン[DTIC]およびインターフェロンベータ（フエロン®）の投与を5コース施行。施行後にインターフェロンベータを継続していた。
　2015年1月のフォローアップCTにて臀部筋肉内転移・骨盤内リンパ節転移を確認したため，2015年2月よりニボルマブ（オプジーボ®）の投与を開始した。
　初回投与時からめまい，嘔気などの症状が出現したため，注入速度をゆるめ対応したところ，その後は問題なく経過した。2回目投与時には抗ヒスタミン薬を予防的に使用したが，めまい感，嘔気に加え，血圧低下も出現。投与は中止とし，ステロイドの内服を開始し，その後は訴えなく経過した。3回目の投与からはステロイドの内服を予防的に開始。開始後は今までのような症状の出現なく経過していた。
　7回目投与時の判定CTにて腫瘍の縮小を認めたが，薬剤性と思われる肺の間質影を確認。オプジーボ®の投与は中止としたが，自覚症状はなく，経過観察とした。
　その後呼吸困難感と咳嗽が出現したため，ステロイドの内服を開始。現在は，肺炎所見は改善している。

文献

1) 小野薬品工業：オプジーボ®総合製品情報概要．
2) Robert C, et al：Nivolumab in previously untreated melanoma without BRAF mutation. N Engl J Med. 2015;372:320-30.
3) Amos SM, et al：Autoimmunity associated with immunotherapy of cancer. Blood. 2011;118:499-509.
4) Phan GQ, et al：Cancer regression and autoimmunity induced by cytotoxic T lymphocyte-associated antigen4 blockade in patients with metastatic melanoma. Proc Natl Acad Sci U S A. 2003;100:8372-7.
5) 小野薬品工業：オプジーボ®適正使用ガイド．

（吉川周佐）

I 悪性黒色腫

イピリムマブ

投与スケジュール

イピリムマブ 3mg/kg, 1.5時間	↓			
	1	2	…	21 （日）

上記を1コースとし，3週間に1度の投与を4コースまで行う。

投与例

投与日	投与順	投与量	投与方法
1	1	イピリムマブ（ヤーボイ®）3mg/kg ＋ 生食 100mL	点滴末梢本管（1.5時間）
	2	生食 50mL	点滴末梢本管（10分）

適応・治療開始基準

- 根治切除不能な悪性黒色腫の患者。

●レジメン使用上の注意

- 安全性，有効性を臨床成績より十分に確認し理解した上で，適応患者の選択を行う。
- 術後補助化学療法における有効性および安全性は確立されていない。

慎重投与，禁忌

慎重投与	・自己免疫疾患の合併または慢性的，再発性自己免疫疾患の既往 ・重度の肝機能障害がある
禁忌	・本剤の成分に対し過敏症の既往歴がある

効 果[1,2)]

根治切除不能なⅢ期・Ⅳ期悪性黒色腫に対する国内第Ⅱ相試験*		前治療を有する根治切除不能なⅢ期・Ⅳ期悪性黒色腫に対するランダム化二重盲検海外第Ⅲ相試験*	
最良総合効果（BOR）イピリムマブ 3mg/kg（20例） RR 10.0％　病勢コントロール率 20.0％		最良総合効果（BOR）イピリムマブ 3mg/kg（137例） RR 10.9％　病勢コントロール率 28.5％	
CR	0例	CR	2例
PR	2例	PR	13例
SD	2例	SD	24例
PD	13例	PD	70例
判定不能	3例	判定不能	28例

＊：RR；CR＋PR　病勢コントロール率；CR＋PR＋SD

イピリムマブ
有害事象マニュアル[3, 4]

有害事象の発現率と発現時期[1, 2]

国内第Ⅱ相試験による主な有害事象 （20例）	発現率（％）		発現時期
	all Grade	Grade 3 以上	
☐ 発 疹	35	0	
☐ 発 熱	15	0	
✓ GOT（AST）増加	15	5	3～9週間後
✓ GPT（ALT）増加	15	5	3～9週間後
✓ 下 痢	10	0	5～13週間後
☐ 食欲低下	10	5	
☐ そう痒症	10	0	
✓ 下垂体機能・甲状腺機能障害			
✓ infusion reaction（注入に伴う反応）			

☑：「有害事象マネジメントのポイント」(☞ p17)参照。

減量・休薬・中止基準

- 有害事象発生時は減量ではなく有害事象の対処法アルゴリズムに則り，休薬，中止の判断を行う。
- 対処法アルゴリズムは発生した有害事象により休薬・中止基準は異なるため，注意が必要である。

NCI-CTCAEによるGrade判定に基づく休薬	
Grade 1	・基本的には休薬不要 ・薬剤性肺障害や腸炎・下痢などが出現した場合は休薬も検討
Grade 2 または Grade 3	・投与延期または中止 ・症状に応じ各専門医に相談 ・対症療法 ・症状によってはステロイドの全身投与
Grade 4	・投与中止 ・症状に応じ各専門医に相談 ・ステロイドの全身投与

有害事象マネジメントのポイント

✓ 下痢・大腸炎・消化管穿孔

治療開始前のマネジメント

- 消化器疾患の有無を問診にて明らかにしておく。
- 問診にて下痢の有無，腹痛の有無などをチェックする。

有害事象発生時のマネジメント

- 下痢，排便回数の増加，腹痛，血便などの症状をチェックする。
- オピオイド剤・麻薬の使用は穿孔による症状をマスキングする危険があるため使用状況を詳細に確認する。
- 感染症や本剤以外の誘因との鑑別を行う。
- 可能であればCT検査を行い，腸管浮腫の有無を確認する。

●有害事象に対しての対応

Grade 1 〈下痢〉ベースラインと比べて4回未満／日の排便回数増加 〈大腸炎〉症状なく病理所見または画像所見のみ	・イピリムマブの投与を継続 ・経過観察・対症療法
Grade 2 〈下痢〉ベースラインと比べ4～6回の排便増加。日常生活には支障はないが，時に静脈内輸液を要する 〈大腸炎〉腹痛，粘液または血便混入	・イピリムマブの投与を延期 ・経過観察・対症療法にて回復・改善した場合は再開 ・症状が5～7日を超えて持続，増悪，再燃した場合はステロイドの内服療法を開始。Grade 1に回復するまでは休薬，回復後は1カ月以上かけゆっくりステロイドを減量
Grade 3，4 〈下痢〉ベースラインと比べ7回以上の排便増加，便失禁。日常生活に支障をきたし，静脈内輸液を24時間以上要する 〈大腸炎〉腹痛，発熱，イレウスを伴う腸管運動の変化，腹膜刺激症状	・イピリムマブの投与を中止 ・入院 ・ステロイドパルス療法の開始を検討 ・効果がなければ免疫抑制剤の追加投与

✓ 肝機能障害・肝炎

治療開始前のマネジメント

- 毎回診察時に肝機能検査値を確認する。
- 問診にて倦怠感の有無，嘔気・嘔吐の有無，食欲不振の有無などをチェックする。

有害事象発生時のマネジメント

- 肝機能障害の原因がイピリムマブによって生じているか否かを評価する。

◉有害事象に対しての対応

Grade 1	・イピリムマブの投与を継続し，肝機能検査を定期的に行う
Grade 2	・イピリムマブの投与を延期する ・肝機能検査を3日ごとに行う
Grade 3	・イピリムマブの投与を中止 ・1日または2日程度の間隔で肝機能検査を行う ・ステロイドの投与 ・悪化する場合はミコフェノール酸モフェチル1gの1日2回投与を開始

✓ 下垂体機能・甲状腺機能障害

治療開始前のマネジメント

- 問診にて下垂体機能障害，甲状腺機能障害の既往の有無を確認する。
- 投与前のTSH，FT_3，FT_4およびコルチゾール，ACTHを測定する。

- これらの検査は定期的に行う必要がある。当センターでは次コースに入る回に定期的に測定をしている。

有害事象発生時のマネジメント

- 以下の症状（頭痛，倦怠感，視野欠損，行動変化，電解質異常，低血圧，浮腫，寒気，動作が緩慢，発汗過多，体重減少，眼球突出，動悸，振戦，不眠など）を認めた場合は速やかにTSH，FT_3，FT_4，コルチゾール，ACTHを測定する。

◉有害事象に対しての対応

無症候性のTSH増加	・イピリムマブを継続する
症候性の内分泌障害	・内分泌機能の評価を行う ・症候性で検査値以上を認める場合はイピリムマブの投与を延期する ・適切な量のホルモン療法を開始する ・ステロイドの投与を開始する ・症候性であるが検査異常を認めない場合は定期的な臨床検査およびMRI検査を行う
症状が改善した場合	・イピリムマブ投与の再開を検討する ・ステロイドを使用した場合は1カ月以上かけてステロイドを漸減する

✓ infusion reaction（注入に伴う反応）

治療開始前のマネジメント

- 投与前にinfusion reactionの症状（呼吸困難，意識障害，眼瞼・口唇の腫脹，発熱，悪寒，嘔気・嘔吐，咳嗽，めまい，動悸など）について説明を行う。
- 投与中だけではなく，24時間以内は発生する可能性があることを説明する。

有害事象発生時のマネジメント

- 異常が認められた場合は注入速度をゆるめる，または中止にて対応する。
- 軽症の場合は注入速度をゆるめ，投与を継続する。症状が改善しない場合は中止とし，抗ヒスタミン薬や解熱鎮痛薬の投与を開始する。改善がなければステロイドの投与も行う。
- 重症の場合は直ちに投与を中止し，酸素吸入，ステロイド投与，アドレナリンや昇圧剤の投与などの処置を適切に行う。
- infusion reactionが認められた場合は，次回投与時から解熱鎮痛薬，抗ヒスタミン薬，ステロイドなどの予防投与を行うこともある。

症例　44歳男性，大腿皮膚原発悪性黒色腫

当センター受診1年前より右大腿部皮膚に腫瘤出現。受診などはせず放置していた。

受診1カ月前より右鼠径部に腫瘤が出現し，急速に増大傾向を示した。自壊し，出血も認めるようになったが，受診はせず経過観察していたところ，強い腰背部痛が出現したため，近医を受診。画像検査にて骨転移を指摘され，治療目的で当センター紹介となった。

骨転移に対して放射線治療を計画。全身治療としてイピリムマブ（ヤーボイ®）を開始した。著明な効果は得られなかったが，初診時の状況から考えると数カ月間の安定は得られた。

投与は計4回施行し，2回目以降は投与翌日に一時的な意識障害を認めたが，いずれも1日で回復をみせた。薬剤との因果関係は不明ではあるが，否定はできないと考えている。

文献

1) ブリストル・マイヤーズ：ヤーボイ®適正使用ガイド．
2) Hodi FS, et al：Improved survival with ipilimumab in patients with metastatic melanoma. N Engl J Med：2010；363：711-23．

3) Phan GQ, et al:Cancer regression and autoimmunity induced by cytotoxic T lymphocyte-associated antigen4 blockade in patients with metastatic melanoma. Proc Natl Acad Sci U S A. 2003;100:8372-7.
4) Pellkofer H, et al:Modelling paraneoplastic CNS disease：T-cells specific for the onconeuronal antigen PNMA1 mediate autoimmune encephalomyelitis in the rat. Brain. 2004;127:1822-30.

（吉川周佐）

I 悪性黒色腫

ベムラフェニブ

投与スケジュール[1]

ベムラフェニブ 1,920mg/日を1日2分割，経口内服

連日（日）

投与例

投与日	投与順	投与量	投与方法
連日	1	ベムラフェニブ（ゼルボラフ®）1錠240mgを4錠，1回960mg	経口 〈例〉10:00内服
	2	ベムラフェニブ（ゼルボラフ®）1錠240mgを4錠，1回960mg	経口 〈例〉22:00内服

食後に投与した場合，C_{max}およびAUCが増加するとの報告があるので，注意を要する。食事の影響を避けるため，食前1時間から食後2時間までの間は服用を避けることが望ましい。

適応・治療開始基準

- 病理組織学的に診断されている切除不能悪性黒色腫患者。
- 承認された体外診断薬（コバス®BRAF V600変異検出キット）にて*BRAF*遺伝子変異が確認されている。
- 経口内服が可能である。

慎重投与，禁忌

慎重投与	・重度の肝機能障害がある ・QT間隔延長のおそれまたはその既往歴がある ・CYP3A4，CYP1A2，CYP2C9系の薬剤を使用している場合，相互作用を起こす可能性がある
禁忌	・本剤の成分に対し過敏症の既往歴がある

効果

国内第I/II相試験[2]	海外第III相ランダム化非盲検試験（BRIM3試験）[3]
RR 75％，奏効期間 59日	RR 48.4％，奏効期間中央値 5.49カ月

ベムラフェニブ 有害事象マニュアル

有害事象の発現率と発現時期[1]

有害事象	発現率（％）		発現時期
	all Grade	Grade 3以上	
✓ 皮膚有棘細胞癌	19.3	19.3	9週間後
✓ 発疹	41.2	8.9	2週間後
✓ 関節痛	56.4	5.9	3週間後
☐ 光線過敏症	39.5	3.9	2週間後
☐ 疲労	46.3	3	
☐ 斑状丘疹状皮疹	10.1	2.7	
☐ 悪心	38	2.1	
☐ QT間隔延長*	2		6週間後

☑：「有害事象マネジメントのポイント」（☞ p23）参照。

減量・休薬・中止基準[2]

NCI-CTCAEによるGrade判定に基づく減量・休薬		
Grade 1または忍容可能なGrade 2	減量・休薬不要	
忍容不能なGrade 2またはGrade 3	初回	休薬しGrade 1またはベースラインまで軽快後，1回720mg（1日2回）で再開
	2回目発現	休薬しGrade 1またはベースラインまで軽快後，1回480mg（1日2回）で再開
	3回目発現	投与中止
Grade 4	初回	原則投与中止。治療継続が患者にとって望ましいと判断された場合には休薬し，Grade 1またはベースラインまで軽快後，1回480mg（1日2回）で再開
	2回目発現	投与中止

*QT間隔延長に基づく減量・休薬		
QTc値が500msを超え，かつベースライン値からの延長が60msを超える	投与中止	
QTc値が500msを超え，かつベースライン値からの延長が60ms以下	初回	休薬しGrade 1またはベースラインまで軽快後，1回720mg（1日2回）で再開
	2回目発現	休薬しGrade 1またはベースラインまで軽快後，1回480mg（1日2回）で再開
	3回目発現	投与中止

有害事象マネジメントのポイント[4]

✓ 皮膚有棘細胞癌

治療開始前のマネジメント

- 頭髪内から足部まで全身にわたり皮膚をチェックする。
- 粘膜部についても口腔内，外陰部，肛門周囲を中心にチェックを行う。

有害事象発生時のマネジメント

- 腫瘍を確認した場合は速やかに切除を計画する。
- 疣贅などの良性腫瘍との鑑別に苦慮する場合も切除し，病理診断を行うことが重要である。
- 切除後は病理診断を確認した後，患者の利益を念頭に速やかに再開を検討する。

✓ 発 疹

治療開始前のマネジメント

- 全身の皮膚を観察し，皮疹が存在する場合はベムラフェニブ（ゼルボラフ®）開始までに治療を行う。
- 患者自身に皮疹が出現する可能性，出現した場合急速に拡大する可能性を十分説明し，自己判断せず担当医に直ちに連絡するように教育することが重要である。

- 皮膚粘膜眼症候群（Stevens-Johnson症候群）が0.3％に，中毒性表皮壊死融解症（TEN）も頻度不明ではあるが起こる可能性があることを念頭に置いておく。

有害事象発生時のマネジメント

- 多形紅斑様の皮疹を認めた場合は速やかにステロイドの内服〔プレドニゾロン（プレドニン®）30mg相当〕およびstrongest程度のステロイド外用療法を開始する。
- 可能であれば連日の外来観察を行い，症状の増悪がみられた場合は入院にてステロイドパルス療法を開始する。
- 多形紅斑に加え粘膜病変が初めから存在する場合は，皮膚粘膜眼症候群の可能性を考え，入院治療を開始する。
- 皮疹が安定してきた場合は，1週間以上かけ，ステロイドの減量を行う。
- 結節性紅斑様皮疹は比較的強い疼痛を伴うこともあるため，疼痛を認める場合はアセトアミノフェン（カロナール®）や非ステロイド性抗炎症薬（NSAIDs）の内服追加も検討する。
- ベムラフェニブの休薬，減量に関しては減量・休薬の項を参照。

- 原病の進行が急速である場合はステロイド内服中でも早期の内服再開を計画する。

✓ 関節痛

治療開始前のマネジメント

- 関節痛，関節炎などの既往の有無を確認しておく。
- 治療開始前から症状が存在している場合はアセトアミノフェンやNSAIDsなど消炎鎮痛薬の内服を開始する。

有害事象発生時のマネジメント

- 関節痛は発症すると内服継続中は症状が続くことが多く，消炎鎮痛薬の内服を継続的に行う必要がある。
- 消炎鎮痛薬の内服で改善が認められない場合は休薬とし，症状安定後減量での再開を検討する。
- 有痛性の紅斑との鑑別を要する場合もある。有痛性紅斑の場合はステロイド外用薬でのコントロールが可能である。

症例　71歳男性，腰部悪性黒色腫

　前医にて手術療法施行2年後から多発肺転移，肝転移，腹部・骨盤リンパ節転移，骨転移，腹膜播腫が出現。

　抗PD-1抗体による治療を開始したが奏効せず，以前の切除標本から*BRAF*遺伝子変異を検索。陽性の所見を得たため，ベムラフェニブ（ゼルボラフ®）1,920mg/日，1日2分割の内服を開始。投与5日後より全身のそう痒感出現。投与7日目からは全身に皮疹が出現するようになった。

　休薬としステロイドの内服を開始した。皮疹は速やかに消退したため，1,440mg/日，1日2分割へ減量し，再開。投与8週間後に効果判定したところ，骨転移は著変なかったが，その他の転移はいずれも縮小を認めた。その後も一部転移病巣の再増大は認めるものの，ほとんどの転移病巣は縮小を維持している。

文　献

1) 山崎直也：Vemurafenib. 日本臨牀. 2013;71(増刊4):388-391.
2) 中外製薬：ゼルボラフ®適正使用ガイド.
3) McArthur GA, et al：Safety and efficacy of vemurafenib in BRAF(V600E) and BRAF(V600K) mutation-positive melanoma (BRIM-3):extended follow-up of a phase 3, randomised, open-label study. Lancet Oncol. 2014;15(3):323-32.

4) Hagen B, et al: Managing side effects of Vemurafenib therapy for advanced melanoma. J Adv Pract Oncol. 2014;5:400-10.

（吉川周佐）

Ⅰ 悪性黒色腫

ペグインターフェロン アルファ-2b

投与スケジュール[1]

●導入期

ペグインターフェロン アルファ-2b
6μg/kg を週1回（1週〜8週目）

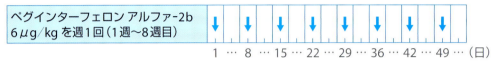

1 … 8 … 15 … 22 … 29 … 36 … 42 … 49 …（日）

●維持期

ペグインターフェロン アルファ-2b
3μg/kg を週1回（9週目以降）

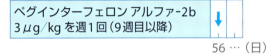

56 …（日）

投与例

●投与日（1週〜8週目）

投与日	投与順	投与量	投与方法
1, 8, 15, 22, 29, 36, 42, 49	1	ペグインターフェロン アルファ-2b（ペグイントロン®）6μg/kg	皮下注

●投与日（9週目以降）

投与日	投与順	投与量	投与方法
56〜	1	ペグインターフェロン アルファ-2b（ペグイントロン®）3μg/kg	皮下注

適応・治療開始基準

- Stage Ⅲの悪性黒色腫患者の術後補助療法。
- 主要臓器機能が保たれている（以下の基準が目安）。

> - 白血球≧3,000/μL以上，かつ12,000/μL以下
> - 好中球数≧1,500/μL
> - 血小板数≧10.0×10^4/μL
> - ヘモグロビン≧9.0g/dL
> - 総ビリルビン≦1.5mg/dL
> - AST, ALT≦100U/L（肝転移例は200U/Lを目安とする）
> - クレアチニン≦1.5mg/dL

慎重投与，禁忌

慎重投与	・慢性肝炎・肝硬変がある ・高度の白血球数減少，好中球数減少，血小板数減少がある ・クレアチニンクリアランス 50mL/分以下 ・心疾患，甲状腺機能異常，間質性肺炎の既往
禁　忌	・本剤の成分に対し過敏症の既往歴がある（インターフェロン・ワクチンなど） ・小柴胡湯を投与中 ・自己免疫肝炎がある

効　果[2)]

	ペグインターフェロン アルファ-2b投与群	経過観察群
DFS	45.5カ月	36.1カ月
RFS	34.8カ月	25.5カ月
OS	56.8カ月	52.5カ月

ペグインターフェロン アルファ-2b
有害事象マニュアル

有害事象の発現率と発現時期

有害事象	発現率（％）all Grade[1]	発現時期
☐ 白血球減少	95	1〜7日後
☐ 疲労	94	
✓ 発熱	75	1〜7日後
☐ 頭痛	70	
☐ 食欲不振	69	
☐ 筋肉痛	68	
☐ 悪心	64	
☐ 悪寒	63	
✓ 注射部位反応	62	1〜7日後
☐ うつ症状	59	
✓ 薬剤性肺障害		

✓：「有害事象マネジメントのポイント」（☞p29）参照。

減量・休薬・中止基準

有害事象	程度	対応
好中球数減少	500/μL	500/μL以上になるまで休薬 再開時は一段階減量
血小板数減少	5.0×10^4/μL	5.0×10^4/μL以上になるまで休薬 再開時は一段階減量
ECOG PS	2以上	PS 1以下になるまで休薬 再開時は一段階減量
非血液毒性	Grade 3	Grade 1以下になるまで休薬 再開時は一段階減量
	Grade 4	中止
精神神経症状	高度な症状の出現	中止
網膜症	発現または症状の悪化	中止

減量早見表

投与時期	減量レベル	ペグインターフェロン アルファ-2b
1週～8週	通常	6μg
	−1	3μg
	−2	2μg
	−3	1μg
	−4	中止

投与時期	減量レベル	ペグインターフェロン アルファ-2b
9週以降	通常	3μg
	−1	2μg
	−2	1μg
	−3	中止

有害事象マネジメントのポイント[3)]

✓ 発　熱

治療開始前のマネジメント

- 投与開始30分前または投与終了直後にロキソプロフェンナトリウム水和物またはナプロキセンなどの非ステロイド性抗炎症薬（NSAIDs）やアセトアミノフェンの内服を行う。
- 投与2，3日後は発熱が出現する可能性があるため，この時期はNSAIDsやアセトアミノフェンの予防的内服を行うことも検討する。

有害事象発生時のマネジメント

- 基本的にはNSAIDsまたはアセトアミノフェンの通常量での対応となるが，コントロールが困難な場合は増量して対応することも検討する。導入期は初回から少し増量して対応することも重要である。

✓ 注射部位反応

治療開始前のマネジメント

- 投与は皮下注であり，皮内に投与してしまうなど注入部位が浅くならないように注意する。
- 関節など可動性のある部分付近に局注を行うと，腫脹により可動域に障害が生じるため，できるだけ離れた部分に行う。

- 上腕に局注する場合は週交替で左右を変更する。

有害事象発生時のマネジメント

- 発赤，疼痛，熱感が生じた場合はクーリング，ステロイドの外用で対応する。
- ステロイド外用でコントロールが不良な場合は，ステロイドの内服も検討する。

✓ 薬剤性肺障害

治療開始前のマネジメント

- 間質性肺炎などの肺疾患の既往について十分に問診を行う。
- 各投与日も十分に問診を行い，可能であればSpO_2の測定（労作時・安静時）も行った上で投与を行う。
- 継続投与を行っている場合は，月1回程度の胸部X線検査を行う。

有害事象発生時のマネジメント

- 胸部X線にて肺障害が疑われた場合には，可能な限り迅速にCT検査を行う。
- 呼吸器内科医との連携を図り，感染症や他の肺疾患との鑑別を行いながら速やかに治療を開始する。

症例　46歳男性，上腹部悪性黒色腫

腋窩リンパ節転移，Stage ⅢAにて術後補助療法としてペグインターフェロン アルファ-2b（ペグイントロン®）の投与開始。

導入期から発熱・倦怠感の有害事象あり。ナプロキセン（ナイキサン®）3錠/日にてコントロールを試みるも発熱・関節痛などの症状は強く，6錠/日に増量。増量にてコントロール可能となり，導入期は無事終了した。維持期になってからは2錠/日まで減量可能となったが中止はできず，投与を継続した。

投与1年4カ月後のフォローアップCTにて両肺上葉に間質影出現。明らかな自覚症状はなかったが，「言われてみると最近息切れを感じていた」とのことであった。

呼吸器内科と連携を取りペグイントロン®を中止して経過観察し，間質影は改善した。

文　献

1) Eggermont AM, et al:Adjuvant therapy with pegylated interferon alfa-2b versus observation alone in resected stage Ⅲ melanoma:final results of EORTC 18991. a randomised phase Ⅲ trial. Lancet. 2008;372:117-26.
2) MSD:ペグイントロン®添付文書.
3) Daud A, et al:Management of pegylated interferon alpha toxicity in adjuvant therapy of melanoma. Expert Opin Biol Ther. 2012;12:1087-99.

〔吉川周佐〕

I 悪性黒色腫

フェロン療法

投与スケジュール

●フェロン療法

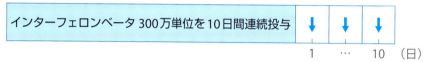

インターフェロンベータ300万単位を10日間連続投与　1 … 10（日）

●フェロン維持療法

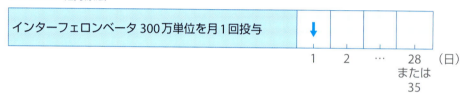

インターフェロンベータ300万単位を月1回投与　1　2 … 28または35（日）

投与例

●フェロン療法

投与日	投与順	投与量	投与方法
1〜10	1	インターフェロンベータ（フエロン®注射用300万）300万単位＋プロカイン塩酸塩（0.5%塩酸プロカイン注射液）1mL	腫瘍切除部位周囲に皮内注射*

＊：1箇所ではなく数箇所（たとえば上下左右4方向など）に投与する。

●フェロン維持療法

投与日	投与順	投与量	投与方法
1	1	インターフェロンベータ（フエロン®注射用300万）300万単位＋プロカイン塩酸塩（0.5%塩酸プロカイン注射液）1mL	腫瘍切除部位周囲に皮内注射*

＊：1箇所ではなく数箇所（たとえば上下左右4方向など）に投与する。

適応・治療開始基準

■組織学的に悪性黒色腫と診断されている患者。

慎重投与，禁忌

慎重投与	・薬物過敏症の既往 ・肝機能障害または腎機能障害がある ・高度の白血球減少，血小板数減少 ・精神神経障害 ・喘息，間質性肺炎の既往
禁　忌	・自己免疫性肝炎 ・小柴胡湯投与中 ・ウシ由来物質に対して過敏症がある ・ワクチンなどの生物学的製剤に対して過敏症がある

効　果

悪性黒色腫全国追跡調査[1]	単施設からの報告[2]
OSのハザード比 Ⅱ期 0.49　Ⅲ期 0.65	悪性黒色腫46例（Ⅱ期31例　Ⅲ期15例） 〈経過観察群25例〉 生存期間中央値 56.3カ月　5年生存割合 63.8％ 〈投与群21例〉 生存期間中央値　90.6カ月　5年生存割合 94.1％

フエロン療法
有害事象マニュアル

有害事象の発現率

有害事象	「フエロン®注射用300万」添付文書[3]		21例の報告[2]	
	all Grade (%)	Grade 3以上 (%)	all Grade (%)	Grade 3以上 (%)
✓ 発熱	52.1	0	28.6	0
疲労・倦怠感	4.4	0	14.3	0
悪寒	6.6			
頭痛・頭重	2.5			
関節痛	5以上			
筋肉痛	0.1～5未満			
悪心	5以上			
嘔吐	5以上			
下痢	0.1～5未満			
うつ病	0.1～5未満	0.1未満		
皮膚色素減少（白斑）	頻度不明		71.4	
骨髄抑制				
✓ 白血球減少	14.5	0.1～5未満		
✓ 好中球数減少	5以上	5以上	19.0	0
血小板数減少	6.1	0.1～5未満		
貧血	5以上		4.8	0
AST増加	5.2	0.1～5未満	4.8	0
ALT増加	5.2	0.1～5未満	4.8	0
✓ 注射部位反応	0.1～5未満	頻度不明	23.8	0

☑：「有害事象マネジメントのポイント」参照。

減量・休薬・中止基準

減量は基本的に行わない。

有害事象マネジメントのポイント

✓ 発熱

治療開始前のマネジメント

- 投与30分前までにアセトアミノフェン（カロナール®）または非ステロイド性抗炎症薬（NSAIDs）の内服を行う。
- 投与後に38.5℃以上の急な発熱を生じた場合は，速やかに病院へ連絡を行うように

指導が必要である。
- 投与による発熱は通常投与日のみに出現するため，発熱が遷延するようであれば，他の原因検索を行う。

有害事象発生時のマネジメント

- アセトアミノフェンまたはNSAIDsの追加内服を行う。効果に乏しい場合や再燃する場合は入院にて管理を行う。

減量のポイント

- 減量は行わず病状に応じて薬剤継続の是非を検討する。

✓ 白血球減少・好中球数減少

治療開始前のマネジメント

- 10日間連続投与の場合は終了時，維持療法の場合は次回投与時に必ず採血チェックを行う。

有害事象発生時のマネジメント

- 白血球減少は14.5％に発現するといわれているが，通常の場合は治療が必要になるまでの減少は認めないことが多い。
- ただし，白血球が減少する可能性はあるため，患者・家族への教育や近隣施設のサポート体制も整えておく必要がある。
- 好中球数が500/μL未満，または1,000/μL未満で48時間以内に500/μL未満に減少すると予測される状態で，かつ，腋窩温37.5℃以上（口腔内温38℃以上）の場合，速やかにリスク評価を行い，リスクに応じて抗菌薬治療を開始する。リスク評価はMASCCスコアリングシステムを参考にして行う。

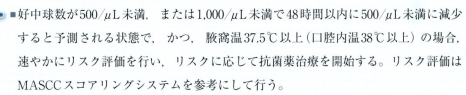

減量のポイント

- 減量は行わない。

✓ 注射時の疼痛・注射部位反応

- 局注時の疼痛が患者に苦痛を与える場合が多い。
- 疼痛により投与の継続が困難になる場合もあるため，種々の工夫が必要になる。

治療開始前のマネジメント

- プロカイン塩酸塩（0.5％塩酸プロカイン注射液）にてインターフェロンベータ（フエロン®注射用300万）を溶解し，投与を行う。一緒に梱包されている溶解液を使用するよりも疼痛の緩和に有意義である。リドカイン塩酸塩（キシロカイン®）は配合不可である。
- 投与前の局所のクーリングや麻酔薬含有軟膏などの使用も効を奏する場合がある。
- 注射部位反応を認めた場合は，ステロイド含有軟膏の塗布やクーリングで対応する。

症例　51歳男性，右臀部悪性黒色腫

鼠径リンパ節転移にて手術後から補助療法目的にてインターフェロンベータ（フエロン®注射用300万）300万単位の投与を開始。投与初回時，投与30分後から38℃台後半の発熱が出現したが，NSAIDsにて速やかに解熱した。

2回目投与からは施行30分前にNSAIDsの内服を開始。開始後は，発熱所見は認めなかった。

文献

1) 日本皮膚悪性腫瘍学会：悪性黒色腫（メラノーマ：MM）．科学的根拠に基づく皮膚悪性腫瘍診療ガイドライン．金原出版，2007, p1-39.
2) Aoyagi S, et al：Sequential local injection of low-dose interferon-beta for maintenance therapy in stage II and III melanoma：a single-institution matched case-control study. Oncology. 2012;82(3):139-46.
3) 東レ：フエロン®注射用300万添付文書〔2014年7月改訂（第22版）〕．

（吉川周佐）

Ⅰ 悪性黒色腫

DTIC

投与スケジュール

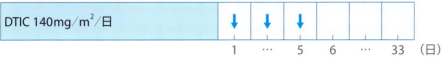

DTIC 140mg/m²/日	↓	↓	↓		
	1	… 5	6	… 33	（日）

5日間の投与後，4週間の休薬を1コースとし，その後，次コースを施行する。術後補助治療，転移治療のいずれの場合も使用。術後補助療法の場合は通常5コース施行。

投与例

投与日	投与順	投与量	投与方法
1〜5	1	アプレピタント（イメンド®）125mg（投与2〜5日目は80mg）	経口内服 〈例〉9：00内服
	2	グラニセトロン塩酸塩（カイトリル®点滴静注用バッグ3mg/100mL）100mL（3.0mg）	点滴末梢本管（1時間） 〈例〉9：00投与開始
	3	ダカルバジン[DTIC] 140mg/m² ＋ 生食 100mL	点滴末梢本管（1時間） 〈例〉10：00投与開始

適応・治療開始基準

- 悪性黒色腫の患者。
- 術後補助治療，転移治療のいずれの場合も使用する。
- 術後補助療法の場合は通常5コース施行。
- 転移治療の場合は効果と有害事象の面から継続を判断する。
- 主要臓器機能が保たれている（以下の基準が目安）。

  - 白血球 $\geq 3,000/\mu L$，かつ $\leq 12,000/\mu L$
  - 好中球数 $\geq 1,500/\mu L$
  - 血小板数 $\geq 10.0 \times 10^4/\mu L$
  - ヘモグロビン $\geq 9.0g/dL$
  - 総ビリルビン $\leq 1.5mg/dL$
  - AST，ALT $\leq 100U/L$（肝転移例は200U/Lを目安とする）
  - クレアチニン $\leq 1.5mg/dL$

慎重投与，禁忌

慎重投与	・肝機能障害または腎機能障害がある ・感染症を合併している ・水痘患者
禁忌	・本剤の成分に対し過敏症の既往歴がある ・妊婦または妊娠している可能性がある。授乳中の投与においても安全性は確立されていない

効果[1]

	症例数	RR（有効例／判定可能例）
承認時	95例	25.3％（24/95）
承認後	177例	29.5％（36/112）

DTIC 有害事象マニュアル

有害事象の発現率[1)]

有害事象の発現率	重篤な有害事象
5％以上	☑ 好中球数減少・発熱性好中球減少症
	☑ 肝臓：AST, ALTの増加
	☐ 消化器：嘔気, 嘔吐, 食欲不振
	☑ 注射部位反応：血管痛
0.1～5％未満	☑ 肝臓：ALP, LDH, 総ビリルビンの増加, 血清総蛋白減少
	☐ 腎臓：BUN増加, 蛋白尿
	☐ 消化器：下痢, 胃痛
	☐ 神経系：ふらつき, 口腔内しびれ感
	☐ 皮膚：脱毛症, 紅斑性発疹, 蕁麻疹, 潮紅
	☐ 注射部位反応：静脈炎
	☐ その他：頭痛, 発熱, 倦怠感
頻度不明	☐ 神経系：顔面感覚異常

☑：「有害事象マネジメントのポイント」参照。

減量・休薬・中止基準

NCI-CTCAEによるGrade判定に基づく減量・休薬		
Grade 1または忍容可能なGrade 2	減量・休薬不要	
忍容不能なGrade 2またはGrade 3	初回	休薬しGrade 1またはベースラインまで軽快後, 初回投与量の80％量で再開
	2回目発現	休薬しGrade 1またはベースラインまで軽快後, 前回投与量の80％量で再開
	3回目発現	投与中止
Grade 4	投与中止	

有害事象マネジメントのポイント

✓ 好中球数減少・発熱性好中球減少症

治療開始前のマネジメント

- 好中球数減少が最も重要な有害事象であり, 38℃を超える発熱が出現したときには速やかに病院へ連絡するように説明をする。

- 投与7日後頃に出現することが多いため，必ず外来にて血液検査を行う。

有害事象発生時のマネジメント

- 忍容不能なGrade 2またはGrade 3の好中球数減少を認めた場合は薬剤の減量，休薬を検討する。
- 発熱性好中球減少症の場合は入院にて顆粒球コロニー刺激因子（G-CSF）製剤の投与および抗菌薬の投与（内服または点滴）を行う。G-CSF製剤は，好中球数1,000/μL未満で38℃以上の発熱が出現するか，好中球数500/μL未満が確認された時点から投与する。全身状態が良好な低リスク群（MASCCスコア21点以上）に対しては，経口抗菌薬〔レボフロキサシン水和物（クラビット®）など〕による外来治療も選択肢の1つとなるが，患者に対する十分な教育や理解，近隣病院のサポート体制などを考慮して対応する必要がある。

✓ 血管痛

治療開始前のマネジメント

- 投与中に血管痛が生じる可能性を十分に説明し，血管痛が生じた場合は速やかに訴えるように促す。
- 点滴経路全般を遮光することにより血管痛の発生を軽減することができたとの報告もあるため，部屋の照明を暗くし，点滴ボトルまた可能であれば点滴ルートにも遮光用カバーを用いる[2, 3]。

有害事象発生時のマネジメント

- 血管痛が生じた場合は薬剤の漏出の有無を迅速に判断する。漏出を認めた場合は点滴を中止し，ステロイド剤の外用などの処置を加える。
- 漏出がなければ点滴は流入速度をゆるめ，投与を継続する。
- 温めたタオルなどで注入部位周囲や上肢全体の保温を行う。
- 血管痛が強い場合は，次回の投与より生理食塩水ではなく，5％ブドウ糖液に混注することを検討する。糖尿病の既往歴を確認する必要はあるが，5％ブドウ糖液に混注することにより血管痛が軽減できる可能性もある。
- 静脈の走行に沿った形で赤み（静脈炎様症状）が出現した場合は，ステロイド薬の外用などを行う。

✓ 肝機能障害

治療開始前のマネジメント

- 治療開始前の肝機能の状態を十分に把握しておく。

有害事象発生時のマネジメント

- Grade 2または自覚症状を伴わないGrade 3の肝機能障害を認めた場合は休薬し，再開時は減量を考慮する。
- 肝転移の出現，悪化による肝機能障害の可能性も考慮し，必要であればCT・MRI検査やエコー検査を追加する。

症例　70歳女性，外陰部悪性黒色腫

　大陰唇に生じた悪性黒色腫にて手術療法施行。手術は広範囲切除およびセンチネルリンパ節生検術を行った。センチネルリンパ節に転移を認めたため，二期的に鼠径リンパ節郭清術を加えた。

　術後補助療法としてダカルバジン[DTIC] 140mg/m^2＋インターフェロンベータ（フエロン®）300万単位の投与を計画したが，患者がフエロン®の投与を望まなかったため，ダカルバジンの投与を開始した。初回投与時より注入部位を中心に血管痛が出現した。流入速度をゆるめ，血管痛の範囲を温めたタオルで保温を行ったところ，軽減はするものの，完全に消退はしなかった。

　投与2日目以降も血管痛は投与時に出現し，患者自身の苦痛も強かったため，糖尿病の有無を再確認し，投与4日目よりダカルバジンを5％ブドウ糖液に混注し，投与を行った。5％ブドウ糖液に変更後は血管痛の訴えはほとんど認められなかった。

　2コース目は投与1日目より5％ブドウ糖液を用いたところ，血管痛の出現はなく，計5コースを完遂することができた。

文　献

1) 協和発酵キリン：ダカルバジン添付文書．
2) 河原昌美，他：Dacarbazineの光分解によって生成する発痛物質の探索．臨床薬理．2001;32(1):15-22．
3) Koriech OM, et al:Dacarbazine (DTIC) in malignant melanoma:reduced toxicity with protection from light. Clin Radiol. 1981;32(1):53-5.

（吉川周佐）

I 悪性黒色腫

CBDCA + PTX

投与スケジュール

CBDCA AUC 6，1.5時間	↓		
PTX 200mg/m², 3時間	↓		
	1	…	21（日） または 28

上記のように，3週間から4週間おきの投与を1コースとする。

投与例

投与日	投与順	投与量	投与方法
1	1	デキサメタゾンリン酸エステルナトリウム（デキサート®）6mL（19.8mg）＋ラニチジン塩酸塩（ザンタック®）2mL（50mg）＋ d-クロルフェニラミンマレイン酸塩（ポララミン®）1mL（5mg）＋ グラニセトロン塩酸塩（カイトリル®点滴静注バッグ1mg/50mL）50mL（1mg）	点滴末梢本管（15分）
	2	生食 100mL	点滴末梢本管（15分）
	3	パクリタキセル[PTX]（パクリタキセル注）200mg/m²＋5％ブドウ糖液 500mL	点滴末梢側管（3時間）
	4	カルボプラチン[CBDCA]（カルボプラチン点滴静注液）AUC 6＋生食 500mL	点滴末梢本管（1.5時間）
	5	生食 50mL	点滴末梢本管（5分）

適応・治療開始基準

- 組織学的に悪性黒色腫と診断されている患者。
- 他の薬物療法に抵抗性である。
- ECOG PSが0〜2である。
- 主要臓器機能が保たれている（次の基準が目安）。

- 白血球≧3,000/μL，かつ≦12,000/μL
- 好中球数≧1,500/μL
- 血小板数≧10.0×10^4/μL
- ヘモグロビン≧9.0g/dL
- 総ビリルビン≦1.5mg/dL
- AST, ALT≦100U/L（肝転移例は200U/Lを目安とする）
- クレアチニン≦1.5mg/dL

慎重投与，禁忌

慎重投与	・75歳以上 ・骨髄抑制がある ・腎機能障害がある ・肝機能障害がある ・感染症を合併している ・水痘患者 ・アルコールに過敏
禁忌	・重篤な骨髄抑制がある ・本剤の成分に対し過敏症の既往歴がある ・感染症を合併している ・妊婦または妊娠している可能性がある

効果

転移性悪性黒色腫に対するカルボプラチン＋パクリタキセル併用療法の第Ⅲ相試験[1]	Ⅳ期悪性黒色腫に対するカルボプラチン＋パクリタキセル併用療法の救済療法としての有効性[2]
RR 18.2％　PFS 4.2カ月	PFS 2.8カ月　OS 10.6カ月

CBDCA + PTX 有害事象マニュアル

有害事象の発現率 [1, 2]

CBDCA		PTX	
有害事象	発現率（％）all Grade	有害事象	発現率（％）all Grade
☐ 白血球減少	56.2	☐ ショック	0.2
☐ 貧血	40.1	☐ アナフィラキシー様症状	0.3
☐ 血小板数減少	42.6	☐ 発疹	5〜20
☐ 嘔気, 嘔吐	50	☐ 白血球減少	46.6
☐ 脱毛症	18	☐ 貧血	27.2
☐ 間質性肺炎	0.1	☐ 血小板数減少	10.6
☐ 腎機能障害	3.7	☐ ニューロパチー	35.7
		☐ 麻痺	0.1
		☐ 間質性肺炎	0.5
		☐ 脱毛症	42.3
		✓ 嘔気, 嘔吐	20
		☐ 肝機能障害	4.4
		☐ 腎機能障害	2.7

☑:「有害事象マネジメントのポイント」(☞ p45) 参照。

減量早見表

減量レベル	CBDCA	PTX
初回投与量	AUC 6	200/m²
−1	AUC 5	160/m²
−2	AUC 4	140/m²

休薬・中止基準

| Grade 4 の有害事象 | 初回 | 原則投与中止。治療継続が患者にとって望ましいと判断された場合には休薬し，Grade 1またはベースラインまで軽快後，再開を検討 |
| | 2回目発現 | 投与中止 |

有害事象マネジメントのポイント

✓ 好中球数減少・発熱性好中球減少症

治療開始前のマネジメント

- 好中球数減少が最も注意の必要な有害事象である。好中球数減少は有害事象として実際に目に見えないが、いかに注意が必要かを患者に十分説明してから投与を開始する。また、38℃以上の急な発熱、または37.5℃以上の持続する発熱があるときには必ず病院へ連絡するように指導しておく。
- 通常、投与7〜10日後頃に発現し、多くは次コース開始までに回復するが、骨髄抑制には個人差があるため、特に最初の1〜2コースは外来で必ず投与1週間後の採血チェックを行う。

有害事象発生時のマネジメント

- Grade 3以上の好中球数減少は、薬剤の減量または休薬を考慮する。
- 発熱性好中球減少症は、入院にて顆粒球コロニー刺激因子（G-CSF）製剤および静注抗菌薬の投与を行う。G-CSF製剤は、好中球数1,000/μL未満で38℃以上の発熱が出現するか、好中球数500/μL未満が確認された時点から投与する。全身状態が良好な低リスク群（MASCCスコア21点以上）に対しては、経口抗菌薬〔レボフロキサシン水和物（クラビット®）など〕による外来治療も選択肢の1つとなるが、患者に対する十分な教育や理解、近隣病院のサポート体制などを考慮して対応する必要がある。

✓ 嘔気・嘔吐

治療開始前のマネジメント

- 制吐薬は嘔吐してから飲む薬ではなく、予防として早めに使うのがコツであることを患者に十分説明しておく。

有害事象発生時のマネジメント

- 投与3〜7日後の出現頻度が高い。CBDCAは中等度催吐性リスクに分類されるため、当センターでは初回は投与例（☞p39）の投与順❶の薬剤を前投与する。投与2〜3日目のデキサメタゾンリン酸エステルナトリウム（デキサート®）（4〜8mg/日）の内服は患者の背景に応じて投与の判断をする。
- 遅発性悪心・嘔吐が続く場合はドパミン受容体拮抗薬〔メトクロプラミド（プリンペラン®）5mg、ドンペリドン（ナウゼリン®）10mg、プロクロルペラジンマレイン酸

塩（ノバミン®）5mg〕や5-HT₃受容体拮抗制吐薬〔オンダンセトロン塩酸塩水和物（ゾフラン®ザイディス4）〕などを定時（投与後1週間のみ定時内服など）もしくは頓用で使用する。
- 上記で対応できない場合は，高度催吐性リスクへの対応に準じてパロノセトロン塩酸塩（アロキシ®）をホスアプレピタントメグルミン（プロイメンド®）に変更し，場合によっては投与5日目までのホスアプレピタントメグルミンの内服追加およびデキサメタゾンリン酸エステルナトリウム（4〜8mg/日）の投与延長を考慮する。
- 治療前から嘔気がするなどの予期性嘔吐の場合は，ベンゾジアゼピン系抗不安薬（アルプラゾラム）などを治療開始前に内服させるのも有効である。

症例 46歳女性，右示指悪性黒色腫，肺転移，骨転移，多発リンパ節転移

200X年前医にて右示指切断術施行。経過中に右肘部リンパ節転移を認めたため，リンパ節切除術も行われた。術後補助療法を行ったが，右肘部リンパ節に再発を認め，肺転移も出現したため，当センターを受診。

治験治療としてイピリムマブ（ヤーボイ®）の投与を行ったが，奏効せず，二次治療としてCBDCA＋PTX療法を開始した。

治療開始後から一部の転移は縮小傾向を示したが，多くの転移は微増傾向であった。他に奏効を期待できる治療法はなく，新規治療薬が承認されるまでの間は継続する方針とした。

著明な嘔気や食欲低下，倦怠感の増強などの所見は認められなかった。

3コース施行後から好中球数減少を認めるようになり，4コース施行10日後にGrade 3の白血球減少，Grade 3の好中球数減少を認めた。発熱などの症状はなく経過観察とし，投与17日後には改善を認めた。

文献

1) Flaherty KT, et al : Phase Ⅲ trial of carboplatin and paclitaxel with or without sorafenib in metastatic melanoma. J Clin Oncol. 2013;31(3):373-9.
2) 福田桂太郎, 他：Ⅳ期悪性黒色腫に対するカルボプラチン＋パクリタキセル併用療法の救済療法としての有効性. 日皮会誌. 2014;124(8):1551-61.

（吉川周佐）

Ⅱ 皮膚扁平上皮癌(有棘細胞癌)

CDDP + 5-FU(FP療法)

投与スケジュール

CDDP 80mg/m², 2時間	↓						
5-FU 800mg/m², 24時間	↓	↓	↓	↓	↓		
	1	2	3	4	5	…	28 (日)

上記4週を1コースとし2コース行う。

投与例

投与日	投与順	投与量	投与方法
1	1	フルオロウラシル[5-FU](5-FU注)800mg/m² + 3号液(ソルデム®3AG輸液)500mL + 乳酸リンゲル液[糖加](ラクテック®G輸液)1,000mL	点滴末梢本管(24時間)
	2*	乳酸リンゲル液[ハルトマン液](ラクテック®注)500mL + 硫酸マグネシウム水和物 20mL*	点滴末梢側管(2時間)
	3	パロノセトロン塩酸塩(アロキシ®)点滴静注 50mL(0.75mg) + デキサメタゾンリン酸エステルナトリウム(デキサート®)3.0mL(9.9mg)	点滴末梢側管(15分)
	4	シスプラチン[CDDP](シスプラチン注)80mg/m² + 生食 300mL	点滴末梢側管(2時間)
	5	生食 500mL	点滴末梢側管(2時間)
2, 3	1*	デキサメタゾンリン酸エステルナトリウム(デキサート®)2.0mL(6.6mg) + 生食 100mL	点滴末梢側管(15分)
	2	フルオロウラシル[5-FU](5-FU注)800mg/m² + 3号液(ソルデム®3AG輸液)500mL + 乳酸リンゲル液[糖加](ラクテック®G輸液)1,000mL	点滴末梢本管(24時間)
	3	生食 1,000mL	点滴末梢側管(5時間)
4	1	デキサメタゾンリン酸エステルナトリウム(デキサート®)2.0mL(6.6mg) + 生食 100mL	点滴末梢側管(15分)
	2	フルオロウラシル[5-FU](5-FU注)800mg/m² + 3号液(ソルデム®3AG輸液)500mL + 乳酸リンゲル液[糖加](ラクテック®G輸液)1,000mL	点滴末梢本管(24時間)
	3	生食 1,000mL	点滴末梢側管(5時間)
5	1	フルオロウラシル[5-FU](5-FU注)800mg/m² + 3号液(ソルデム®3AG輸液)500mL + 乳酸リンゲル液[糖加](ラクテック®G輸液)1,000mL	点滴末梢本管(24時間)
	2	生食 1,000mL	点滴末梢側管(5時間)

*アプレピタント(イメンド®)カプセルを、投与1日目は125mg、投与2,3日目は80mg、朝食後内服とする。

適応・治療開始基準

- 根治切除不能な皮膚扁平上皮癌の患者。
- 主要臓器機能が保たれている（以下の基準が目安）。

  - 白血球 $\geq 3,000/\mu L$，かつ $\leq 12,000/\mu L$
  - 好中球数 $\geq 1,500/\mu L$
  - 血小板数 $\geq 10.0 \times 10^4/\mu L$
  - ヘモグロビン $\geq 9.0 g/dL$
  - 総ビリルビン $\leq 1.5 mg/dL$
  - AST，ALT $\leq 100 U/L$（肝転移例は $200 U/L$ を目安とする）
  - クレアチニン $\leq 1.5 mg/dL$

慎重投与，禁忌

	慎重投与	禁忌
年齢	75歳以上	
腎機能障害	Ccr 40〜60mL/分	Ccr＜40mL/分
肺疾患	間質性肺疾患，慢性閉塞性肺疾患がある	
胸腹水・心嚢液	胸腹水・心嚢液がある	
肝機能障害	肝機能障害がある	
心機能障害	心機能低下がある	不安定狭心症，6カ月以内の心筋梗塞 多量輸液に不耐の心機能障害
感染	感染症の合併がある	

効果

腫瘍径が数cm以上の皮膚扁平上皮癌原発病巣に対するFP療法（＋ブレオマイシン）[1]	
CR 31%	PR 54%

CDDP + 5-FU（FP療法）
有害事象マニュアル

有害事象の発現率と発現時期[2～4)]

有害事象	発現率（%）		発現時期
	all Grade	Grade 3 以上	
✓ 白血球減少	57.5	2.5～14	7～14日後以降
✓ 好中球減少症	65	15	7～14日後以降
☐ 貧血	87.5	5	
☐ 血小板数減少	37.5	1～14	7～14日後以降
✓ 悪心・嘔吐		27	数時間～数日後
✓ 口腔粘膜炎		3～4	5～10日後
☐ 下痢		1～2	10日後以降
✓ 浮腫			数日後以降
✓ 体重増加			数日後以降

☑：「有害事象マネジメントのポイント」参照。

減量早見表

減量レベル	CDDP	5-FU
初回投与量	80mg/m²	800mg/m²
−1	60mg/m²	600mg/m²
−2	40mg/m²	400mg/m²

有害事象マネジメントのポイント

✓ **白血球減少・好中球数減少**

治療開始前のマネジメント

- 好中球数減少が最も注意の必要な有害事象である。38℃以上の急な発熱，または37.5℃以上の持続する発熱があるときは必ず病院に連絡をするように，患者および家族に教育を行う。
- 通常，投与7～10日後頃に発現し，多くは次コース開始までに回復するが，骨髄抑制には個人差があるため，特に最初の1コース目では外来で必ず投与1～2週間に1回の採血チェックを行う。
- 2コース目以降は患者個々の好中球数減少の最低値（nadir）の時期に合わせ採血を行う。

有害事象発生時のマネジメント

- Grade 4の好中球数減少出現時は薬剤の投与を休止する。
- Grade 3以下への改善をもって減量も考慮し，再開する。
- 発熱性好中球減少症を発症するリスクが高い場合（化学療法歴を有する，肝機能障害・腎機能障害を有するなど）は，顆粒球コロニー刺激因子（G-CSF）製剤の投与も検討する。G-CSF製剤は，好中球数1,000/μL未満で38℃以上の発熱が出現するか，好中球数500/μL未満が確認された時点から投与する。
- 発熱性好中球減少症を発症した場合は入院の上，広域抗菌薬の静注を行う。全身状態が良好な低リスク群（MASCCスコア21点以上）に対しては，経口抗菌薬レボフロキサシン水和物（クラビット®）などによる外来治療も選択肢の1つとなるが，患者に対する十分な教育や理解，近隣病院のサポート体制などを考慮して対応する必要がある。

減量のポイント

- Grade 4の白血球減少，好中球数減少を生じた場合やGrade 3以上の発熱性好中球減少症を認めた場合は，次コースの投与量は1レベル下げ，開始する。

✓ 悪心・嘔吐

治療開始前のマネジメント

- 制吐薬は嘔吐してから飲む薬ではなく，予防として早めに使うのがコツであることを患者に十分説明しておくこと。
- 初回治療時に高度な悪心や嘔吐を認めた場合は，制吐薬としてオンダンセトロン塩酸塩水和物（ゾフラン®ザイディス4）などをあらかじめ患者に渡しておく。
- シスプラチン（CDDP）は高度催吐性リスクに分類されるため，アプレピタント（イメンド®），パロノセトロン塩酸塩（アロキシ®），デキサメタゾンリン酸エステルナトリウム（デキサート®）を前投薬として使用する。

有害事象発生時のマネジメント

- 突発性の悪心出現時にはドパミン受容体拮抗薬〔メトクロプラミド（プリンペラン®），ドンペリドン（ナウゼリン®），プロクロルペラジンマレイン酸塩（ノバミン®）〕などを頓服または定期で使用する。
- 上記で対応できない場合は，4，5日目もアプレピタント80mgの追加を考慮する。
- 悪心が強い場合や，治療前から悪心がするなどの予期性嘔吐の場合には，治療開始前からオランザピン（ジプレキサ®）やベンゾジアゼピン系抗不安薬（アルプラゾラ

ム，ロラゼパム）などの定期内服を開始する。

減量のポイント

- 高度催吐性リスクに準じた制吐薬を使用しても持続するGrade 3以上の悪心・嘔吐が出現した場合はCDDPを減量する。遅発性の場合には，これに加えてフルオロウラシル（5-FU）の減量も考慮する。

✓ 浮腫・体重増加

治療開始前のマネジメント

- 開始前の体重測定を必ず行い，投与中は連日の体重測定も必須とする。
- 顔面，下肢などの浮腫の有無を観察する。

有害事象発生時のマネジメント

- 顔面や四肢などに高度な浮腫が認められている場合は，胸腹水の有無も画像検査時に確認する。
- 毎朝行う体重測定にて開始前より2kg以上の増加があればフロセミド（ラシックス®）1～2Aの静注を行う。
- 尿量チェックも連日行い，2,500mL/日以下の場合にもフロセミドを1～2A静注する。

✓ 口腔粘膜炎

治療開始前のマネジメント

- 口腔粘膜炎は重症化すると経口摂取を著しく障害するため，治療開始前から口腔粘膜炎出現時の対応について患者に説明しておく。
- 口腔衛生状態が不良であると口腔粘膜炎を発症しやすくなるため，治療開始前から歯科・口腔外科に診察を依頼し，う歯や歯周病，義歯のチェック，口腔内セルフケアの指導などを徹底する。

有害事象発生時のマネジメント

- 1回につきアズレンスルホン酸ナトリウム水和物・NaHCO₃配合（含嗽用ハチアズレ®顆粒）2gを常温水100mLに溶解したもので口腔内含嗽を行い，これを1日4～5回行う。
- 口腔内乾燥や，口腔内潰瘍が出現した際にはアズレンスルホン酸ナトリウム水和物・NaHCO₃配合顆粒2gにつきグリセリン液12mLを併用し，疼痛を伴う場合にはリド

カイン塩酸塩（キシロカイン®液「4％」）・アドレナリン配合1～2mLを併用する。疼痛に対する全身投与としては，アセトアミノフェン（カロナール®）1,200～2,400mg/日やモルヒネ塩酸塩水和物（オプソ®）を考慮する。
- 口腔粘膜炎が重症化したり，難治性であったりした場合にはカンジダなどの感染を合併していることもある。必要時にはミコナゾール（フロリードゲル経口用）での治療を行う。

症例　70歳男性，下肢皮膚扁平上皮癌

　初期治療として手術療法を施行したが，所属リンパ節には多発リンパ節転移を認めた。リンパ節転移部位を中心に術後補助療法として放射線照射を施行し，その後は経過観察とした。照射3年後頃より骨盤内リンパ節に再発を認め，その後もリンパ節転移の拡大を認めたため，CDDP＋5-FU（FP療法）を開始した。
　開始後は目立った有害事象もなく経過し，1コース目を完遂した。
　2コース目は投与3日後より体重増加が規定の2kgを超えたため，フロセミド（ラシックス®）1Aを静注し，体重のコントロールを行いながら2コース目も完遂することができた。
　退院後も有意な所見はなく，白血球減少，好中球数減少もなく経過している。

文献

1) Sadek H, et al:Treatment of advanced squamous cell carcinoma of the skin with cisplatin, 5-fluorouracil, and bleomycin. Cancer. 1990;66(8):1692-6.
2) Ando N, et al:A randomized trial comparing postoperative adjuvant chemotherapy with cisplatin and 5-fluorouracil versus preoperative chemotherapy for localized advanced squamous cell carcinoma of the thoracic esophagus (JCOG9907). Ann Surg Oncol. 2012; 19(1):68-74.
3) Bleiberg H, et al:Randomised phase Ⅱ study of cisplatin and 5-fluorouracil (5-FU) versus cisplatin alone in advanced squamous cell oesophageal cancer. Eur J Cancer. 1997;33(8):1216-20.
4) Hayashi KA, et al:Phase Ⅱ evaluation of protracted infusion of cisplatin and 5-fluorouracil in advanced squamous cell carcinoma of the esophagus: a Japan Esophageal Oncology Group (JEOG) Trial (JCOG9407). Jpn J Clin Oncol. 2001;31(9):419-23.

（吉川周佐）

II 皮膚扁平上皮癌（有棘細胞癌）

CDDP ＋ ADM（CA療法）

投与スケジュール

CDDP 25mg/m², 2時間30分	↓	↓	↓		
ADM 30mg/m², ワンショット静注	↓				
	1	2	3	…	28 （日）

上記1回を1コースとし，2～3コース行う。

投与例

投与日	投与順	投与量	投与方法
1	1	3号液（ソルデム3A®輸液）1,000mL	点滴末梢本管（5時間）
	2	グラニセトロン塩酸塩（カイトリル®点滴静注バッグ3mg/100mL）100mL（3.0mg）	点滴末梢側管（30分）
	3	アドリアマイシン[ADM]（アドリアシン®）30mg ＋ 生食 20mL	ワンショット末梢
	4	デキサメタゾンリン酸エステルナトリウム（デキサート®）3.3mg ＋ 生食 50mL	点滴末梢側菅（30分）
	5	シスプラチン[CDDP]（シスプラチン注）＋ 生食 500mL	点滴末梢本管（3時間30分）
	6	ヒドロキシジン塩酸（アタラックス®-P）25mg ＋ 3号液（ソルデム3A®輸液）1,000mL	点滴末梢本館（4時間）
	7	フロセミド（ラシックス®）20mg ＋ 生食 50mL	点滴末梢側管（30分）
2, 3	1	3号液（ソルデム3A®輸液）1,000mL	点滴末梢本管（5時間）
	2	グラニセトロン塩酸塩（カイトリル®点滴静注バッグ3mg/100mL）100mL（3.0mg）	点滴末梢側管（30分）
	3	デキサメタゾンリン酸塩エステルナトリウム（デキサート®）3.3mg ＋ 生食 50mL	点滴末梢側管（30分）
	4	シスプラチン（シスプラチン注）[CDDP] ＋ 生食 500mL	点滴末梢本管（3時間30分）
	5	ヒドロキシジン塩酸塩（アタラックス®-P）25mg ＋ 3号液（ソルデム3A®輸液）1,000mL	点滴末梢本館（4時間）
	6	フロセミド（ラシックス®）20mg ＋ 生食 50mL	点滴末梢側管（30分）

適応・治療開始基準

- 切除不能な皮膚扁平上皮癌の患者。
- 主要臓器機能が保たれている（以下の基準が目安）。

> - 白血球 ≧ 3,000/μL，かつ ≦ 12,000/μL
> - 好中球数 ≧ 1,000/μL
> - 血小板数 ≧ 10.0 × 10^4/μL
> - ヘモグロビン ≧ 9.0g/dL
> - 総ビリルビン ≦ 1.5mg/dL
> - AST，ALT ≦ 100U/L（肝転移例は200U/Lを目安とする）
> - クレアチニン ≦ 1.5mg/dL

慎重投与，禁忌

慎重投与	・重篤な骨髄抑制がある ・肝機能障害または腎機能障害がある ・治療が必要な活動性感染症がある ・聴覚障害がある ・高齢者または小児
禁忌	・心機能異常またはその既往がある ・アドリアマイシンまたはシスプラチンなどの白金製剤に対し，重篤な過敏症の既往がある ・重篤な腎機能障害がある

効果

皮膚扁平上皮癌　病期Ⅱ，Ⅲ（旧分類）[1]	
RR　58％	CR　33％

CDDP ＋ ADM（CA療法）
有害事象マニュアル

有害事象の発現率と発現時期[1]）

有害事象	発現率（％） all Grade	発現率（％） Grade3以上	発現時期
✓ 好中球数減少	75	36～52	7～10日後
□ 貧血		1～8	7～10日後
□ 食欲不振	61	5～7	4～7日後
□ 下痢	63	0～15	コリン作動性：投与直後 遅発性：7～10日後
✓ 悪心	72	0～13	1～7日後
✓ 血管外漏出	50	0～10	急性：投与当日 遅発性：2～7日後
✓ 口腔粘膜炎			3～10日後
□ 倦怠感			4～7日後
□ 脱毛症			2コース目開始後，または2～3週間後

☑：「有害事象マネジメントのポイント」参照。

減量早見表

減量レベル	CDDP	ADM
初回投与量	25mg/m^2	30mg/m^2
−1	20mg/m^2	20mg/m^2
−2	15mg/m^2	15mg/m^2

有害事象マネジメントのポイント

✓ 白血球減少・好中球数減少

治療開始前のマネジメント

- 好中球数減少が最も注意の必要な有害事象である。38℃以上の急な発熱，または37.5℃以上の持続する発熱があるときは，必ず病院に連絡をするように患者および家族に教育を行う。
- 通常，投与7～10日後頃に発現し，多くは次コース開始までに回復するが，骨髄抑制には個人差があるため，特に最初の1コース目では外来で必ず投与1～2週間に1回の採血チェックを行う。
- 2コース目以降は患者個々の好中球数減少の最低値（nadir）の時期に合わせ採血を行う。

有害事象発生時のマネジメント

- Grade 4の好中球数減少出現時は薬剤の投与を休止する。Grade 3以下への改善をもって減量も考慮し，再開する。
- 発熱性好中球減少症を発症するリスクが高い場合（化学療法歴を有する，肝機能障害・腎機能障害を有するなど）は，顆粒球コロニー刺激因子（G-CSF）製剤の投与も検討する。G-CSF製剤は，好中球数1,000/μL未満で38℃以上の発熱が出現するか，好中球数500/μL未満が確認された時点から投与する。
- 発熱性好中球減少症を発症した場合は入院の上 広域抗菌薬の静注を行う。全身状態が良好な低リスク群（MASCCスコア21点以上）に対しては，経口抗菌薬レボフロキサシン水和物（クラビット®）などによる外来治療も選択肢の1つとなるが，患者に対する十分な教育や理解，近隣病院のサポート体制などを考慮して対応する必要がある。

減量のポイント

- Grade 4の白血球減少，好中球数減少を生じた場合やGrade 3以上の発熱性好中球減少症を認めた場合は，次コースの投与量は1レベル下げ，開始する。

✓ 悪心・嘔吐

治療開始前のマネジメント

- 制吐薬は嘔吐してから飲む薬ではなく，予防として早めに使うのがコツであることを患者に十分説明しておくこと。
- 初回治療時に高度な悪心や嘔吐を認めた場合は，制吐薬としてオンダンセトロン塩酸塩水和物（ゾフラン®ザイディス4）などをあらかじめ患者に渡しておく。
- シスプラチン（CDDP）は高度催吐性リスクに分類されるため，アプレピタント（イメンド®），パロノセトロン塩酸塩（アロキシ®），デキサメタゾンリン酸エステルナトリウム（デキサート®）を前投薬として使用する。

有害事象発生時のマネジメント

- 突発性の悪心出現時にはドパミン受容体拮抗薬〔メトクロプラミド（プリンペラン®），ドンペリドン（ナウゼリン®），プロクロルペラジンマレイン酸塩（ノバミン®）〕などを頓服または定期で使用する。
- 上記で対応できない場合は，4，5日目もアプレピタント80mgの追加を考慮する。
- 悪心が強い場合や，治療前から悪心がするなどの予期性嘔吐の場合には，治療開始前からオランザピン（ジプレキサ®）やベンゾジアゼピン系抗不安薬（アルプラゾラ

ム，ロラゼパム）などの定期内服を開始する。

減量のポイント

- 高度催吐性リスクに準じた制吐薬を使用しても持続するGrade 3以上の悪心・嘔吐が出現した場合はCDDPを減量する。遅発性の場合には，これに加えてフルオロウラシル（5-FU）の減量も考慮する。

✓ 血管外漏出

治療開始前のマネジメント

- アドリアマイシンは壊死性抗癌剤（vesicant drug）に分類され，少量の血管外漏出でも皮膚の壊死を起こす可能性があるため，確実に静脈ラインを確保した上で，逆流を確かめ，可能な限り血管外漏出を予防する。
- 当センターでは担当医が逆流を確かめながら5分ほどかけ，静注を行う。

有害事象発生時のマネジメント

- 静注時に漏出を認めた場合は，速やかに投与を中止し，可能な限り吸引を行う。
- 吸引後は漏出を起こしたと思われる範囲にクロベタゾールプロピオン酸エステル軟膏（デルモベート®軟膏）の外用治療を行う。
- 遅発性の皮膚障害やリコール現象についても患者に十分に説明を行い，少しでも皮膚に変化を生じるようであれば連絡をするように教育を行う。

✓ 口腔粘膜炎

治療開始前のマネジメント

- 口腔粘膜炎は重症化すると経口摂取を著しく障害するため，治療開始前から口腔粘膜炎出現時の対応について患者に説明しておく。
- 口腔衛生状態が不良であると口腔粘膜炎を発症しやすくなるため，治療開始前から歯科・口腔外科に診察を依頼し，う歯や歯周病，義歯のチェック，口腔内セルフケアの指導などを徹底する。

有害事象発生時のマネジメント

- 1回につきアズレンスルホン酸ナトリウム水和物・NaHCO$_3$配合（含嗽用ハチアズレ®顆粒）2gを常温水100mLに溶解したもので口腔内含嗽を行い，これを1日4〜5回行う。
- 口腔内乾燥や，口腔内潰瘍が出現した際にはアズレンスルホン酸ナトリウム水和物・

NaHCO₃配合顆粒2gにつきグリセリン液12mLを併用し，疼痛を伴う場合にはリドカイン塩酸塩（キシロカイン®液「4％」）・アドレナリン配合1～2mLを併用する。疼痛に対する全身投与としては，アセトアミノフェン（カロナール®）1,200～2,400mg/日やモルヒネ塩酸塩水和物（オプソ®）を考慮する。

- 口腔粘膜炎が重症化したり，難治性であったりした場合にはカンジダなどの感染を合併していることもある。必要時にはミコナゾール（フロリードゲル経口用）での治療を行う。

症例　65歳女性，外陰部扁平上皮癌

外陰部腫瘍切除7年後に再発あり，当センターを受診した。拡大切除術を施行したが，骨盤内リンパ節に再発を認め，郭清術を含めた追加切除を行った。郭清したリンパ節に比較的多数のリンパ節転移を認めたため，術後にCDDP＋5-FU（FP療法）を開始。

投与3日後から悪心が出現，症状は強く，食事はほとんど摂取不可能となった。投与終了後も悪心は続き，投与10日後まで認められた。FP療法は1コースにて中止とし，CDDP＋ADM（CA療法）を開始した。

CA療法に変更後，悪心症状はほとんど認められず，またほかの有害事象も出現することなく，3コースまでの施行が可能であった。

文　献

1) Guthrie TH Jr, et al:Cisplatin-based chemotherapy in advanced basal and squamous cell carcinomas of the skin:results in 28 patients including 13 patients receiving multimodality therapy. J Clin Oncol. 1990;8(2):342-6.

（吉川周佐）

II 皮膚扁平上皮癌（有棘細胞癌）

CPT-11

投与スケジュール

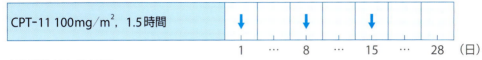

CPT-11 100mg/m², 1.5時間

1 … 8 … 15 … 28 （日）

上記4週を1コースとする。

投与例

投与日	投与順	投与量	投与方法
1 8 15	1	デキサメタゾンリン酸エステルナトリウム（デキサート®）2.0mL（6.6mg） ＋ グラニセトロン塩酸塩（カイトリル®点滴静注バッグ1mg/50mL）50mL（1mg）	点滴末梢本管（15分）
	2	イリノテカン塩酸塩水和物［CPT-11］（トポテシン®）100mg/m² ＋ 5％ブドウ糖液250mL	点滴末梢本管（1.5時間）
	3	生食 50mL	点滴末梢本管（5分）

適応・治療開始基準

- 根治切除不能な皮膚扁平上皮癌の患者。
- 主要臓器機能が保たれている（以下の基準が目安）。

  - 白血球≧3,000/μL，かつ≦12,000/μL
  - 好中球数≧1,500/μL
  - 血小板数≧10.0×10⁴/μL
  - ヘモグロビン≧9.0g/dL
  - 総ビリルビン≦1.5mg/dL
  - AST，ALT≦100U/L（肝転移例は200U/Lを目安とする）

慎重投与，禁忌

	慎重投与[1]	禁　忌
年　齢	75歳以上	
腎機能障害	クレアチニン＞1.5mL/dL	
消化管通過障害		腸管麻痺，腸閉塞
下　痢	日常生活に支障のない下痢	十分な支持療法下で日常生活に支障のある下痢
肝機能障害		総ビリルビン1.5mg/dL
心機能障害	心機能低下がある	不安定狭心症，6カ月以内の心筋梗塞 多量輸液に不耐の心機能障害
感　染	感染症を合併している	

効　果

■リンパ節転移および遠隔転移を認める皮膚扁平上皮癌の奏効率[2]

	全　体	原発巣	リンパ節転移	肺転移
RR	39.4％	38.5％	60.0％	33.3％

CPT-11 有害事象マニュアル

有害事象の発現率[3,4)]と発現時期

有害事象	発現率（％） all Grade	発現率（％） Grade 3 以上	発現時期
✓ 好中球数減少	59〜70	36〜39	7〜10日後
✓ 発熱性好中球減少症		5〜9	7〜10日後
□ 食欲不振	46〜70	11〜17	4〜7日後
✓ 下　痢	42〜45	5〜6	コリン作動性：投与直後 遅発性：7〜10日後
✓ 嘔　吐	22〜36	0〜1	1〜7日後
✓ 悪　心	36〜56	5	急性：投与当日 遅発性：2〜7日後
□ 疲　労	42	6	4〜7日後

☑：「有害事象マネジメントのポイント」参照。

減量早見表

減量レベル	CPT-11
初回投与量	100mg/m²
−1	80mg/m²
−2	70mg/m²

有害事象マネジメントのポイント

✓ 好中球数減少・発熱性好中球減少症

治療開始前のマネジメント

- 好中球数減少が最も注意の必要な有害事象の1つである。38℃以上の急な発熱，または37.5℃以上の持続する発熱があるときには必ず病院へ連絡するように指導しておく。
- 通常，投与7〜10日後頃に発現し，多くは次コース開始までに回復するが，骨髄抑制には個人差があるため，特に最初の1〜2コースは外来で必ず投与1週間後の採血チェックを行う。
- *UGT1A1*6/*28*のいずれかをホモ接合体として持つ場合（*6/*6あるいは*28/*28），または複合ヘテロ接合体として持つ場合（*6/*28）には，イリノテカン塩酸塩水和物［CPT-11］（トポテシン®）の活性代謝物（SN-38）を不活化する酵素である

UGT（UDP-グルクロン酸転移酵素）の著しい活性低下を認めるため，重篤な好中球数減少が高頻度に現れることが報告されており[5]，注意が必要である。

有害事象発生時のマネジメント

- Grade 2以上の好中球数減少は，薬剤の休薬を考慮する。
- Grade 4または繰り返すGrade 3の好中球数減少では，次回からの減量を行う。
- 発熱性好中球減少症は，入院にて顆粒球コロニー刺激因子（G-CSF）製剤および静注抗菌薬の投与を行う。G-CSF製剤は，好中球数1,000/μL未満で38℃以上の発熱が出現するか，好中球数500/μL未満が確認された時点から投与する。全身状態が良好な低リスク群（MASCCスコア21点以上）に対しては，経口抗菌薬〔レボフロキサシン水和物（クラビット®）など〕による外来治療も選択肢の1つとなるが，患者に対する十分な教育や理解，近隣病院のサポート体制などを考慮して対応する必要がある。

- 順調に数コース経過していたにもかかわらず，急に好中球数減少などの骨髄抑制を起こした場合には，CPT-11の代謝を遅延させるような病態，すなわち肝転移や腹膜転移の増悪による肝機能低下やイレウス，閉塞性黄疸などを起こしていないかチェックすることが重要である。

✓ 下痢・腹痛

治療開始前のマネジメント

- 事前にCPT-11による下痢や腸蠕動亢進による腹痛が起こる可能性を患者に十分説明し，初回治療開始前にあらかじめ止痢薬としてのロペラミド塩酸塩（ロペミン®）と，腸蠕動亢進時のブチルスコポラミン臭化物（ブスコパン®）などの抗コリン薬を渡しておく。

- ただし，抗コリン薬の処方に際しては，心疾患，緑内障，前立腺肥大症などの合併症がないことを必ず確認すること。

有害事象発生時のマネジメント

- 投与後早期（24時間以内）に発現する腹痛や下痢は，コリン作動性の下痢であり，アトロピン硫酸塩水和物などの抗コリン薬の投与が有効である。次回より前投薬にアトロピン硫酸塩水和物（0.5～1A）の投与などを行う。
- 遅発性の下痢はCPT-11の活性代謝産物であるSN-38の粘膜障害によるとされており，投与7～10日後に好発する。感染性腸炎を除外した上で，ロペラミド塩酸塩（2錠/2回）を症状が改善するまで投与する。
- 上記で改善しない場合は，薬剤の減量または休薬を考慮する。

✓ 悪心・嘔吐

治療開始前のマネジメント

- 前投薬としてパロノセトロン塩酸塩（アロキシ®），デキサメタゾンリン酸エステルナトリウム（デキサート®）の予防的投与を行う。
- 制吐薬は嘔吐してから飲む薬ではなく，予防として早めに使うのがコツであることを患者に十分説明しておくこと。

有害事象発生時のマネジメント

- 投与3～7日後の出現頻度が高い。投与2～3日後のデキサメタゾンリン酸エステルナトリウム（4～8mg/日）の内服は，患者の背景に応じて投与の判断をする。
- 遅発性悪心・嘔吐が続く場合はドパミン受容体拮抗薬〔メトクロプラミド（プリンペラン®）5mg，ドンペリドン（ナウゼリン®）10mg，プロクロルペラジンマレイン酸塩（ノバミン®）5mg〕や5-HT$_3$受容体拮抗制吐薬〔オンダンセトロン塩酸塩水和物（ゾフラン®ザイディス4）〕などを定期（投与後1週間のみ定時内服など）もしくは頓用で使用する。
- 上記で対応できない場合は，高度催吐性リスクへの対応に準じてパロノセトロン塩酸塩をホスアプレピタントメグルミン（プロイメンド®）に変更し，場合によっては投与5日目までのホスアプレピタントメグルミンの内服追加およびデキサメタゾンリン酸エステルナトリウム（4～8mg/日）の投与延長を考慮する。
- 治療前から嘔気がするなどの予期性嘔吐の場合は，ベンゾジアゼピン系抗不安薬（アルプラゾラムなど）を治療開始前に内服させるのも有効である。

症例　78歳女性，左臀部の皮膚扁平上皮癌（有棘細胞癌）

　巨大左鼠径リンパ節転移を伴う臀部原発の有棘細胞癌を認め，手術目的に当センター紹介となった。
　手術療法を計画したが，術前の化学療法を併用する方針とした。術前検査にて腎機能の軽度低下を認めたため，イリノテカン塩酸塩水和物［CPT-11］（トポテシン®）の投与を計画し，100mg/m^{2}で開始した。
　投与4日後，食欲低下（Grade 1）を認めたが，その他の症状なく5日目に退院。投与8日後からは悪心（Grade 1），下痢（Grade 1）が出現。悪心に対してはメトクロプラミド（プリンペラン®）の内服で改善。下痢に対しては止痢薬を使用することなく回復した。

文献

1) 第一三共:トポテシン®添付文書.
2) 池田重雄,他:有棘細胞癌および悪性黒色腫に対する塩酸イリノテカン(CPT-11)の後期第Ⅱ相臨床試験. Skin Cancer. 1993;8:503-13.
3) Hironaka S, et al:Randomized, open-label, phase Ⅲ study comparing irinotecan with paclitaxel in patients with advanced gastric cancer without severe peritoneal metastasis after failure of prior combination chemotherapy using fluoropyrimidine plus platinum: WJOG 4007 trial. J Clin Oncol. 2013;31(35):4438-44.
4) Higuchi K, et al:Biweekly irinotecan plus cisplatin versus irinotecan Alone as second-line treatment for advanced gastric cancer. Eur J Cancer. 2014;50(8):1437-45.
5) Ando Y, et al:Polymorphisms of UDP-glucuronosyltransferase gene and irinotecan toxicity:a pharmacogenetic analysis. Cancer Res. 2000;60(24):6921-6.

(吉川周佐)

III 頭部血管肉腫

weekly PTX

投与スケジュール

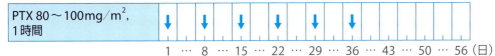

PTX 80〜100mg/m², 1時間

1 … 8 … 15 … 22 … 29 … 36 … 43 … 50 … 56（日）

週1回を6週連続投与し，2週間休薬を1コースとする。

投与例

投与日	投与順	投与量	投与方法
1, 8 15, 22 29, 36	1	デキサメタゾンリン酸エステルナトリウム（デキサート®）2.0mL（6.6mg）＋ ラニチジン塩酸塩（ザンタック®）2.0mL（50mg）＋ d-クロルフェニラミンマレイン酸塩（ポララミン®）1.0mL（5mg）＋ 生食 50mL	点滴末梢本管（15分）
	2	生食 100mL	点滴末梢本管（15分）
	3	パクリタキセル[PTX]（タキソール®）80〜100mg/m² ＋ 生食 250mL	点滴末梢本管（1時間）
	4	生食 50mL	点滴末梢本管（5分）

適応・治療開始基準

- 頭部血管肉腫の患者。
- 全身状態および主要臓器機能が保たれている（以下の基準が目安）。

  - ECOG PS 0〜2
  - 好中球数 $\geq 2,000/\mu L$
  - 血小板数 $\geq 10.0 \times 10^4/\mu L$
  - ヘモグロビン $\geq 9.0g/dL$
  - 総ビリルビン $\leq 1.5mg/dL$
  - AST, ALT $\leq 100U/L$
  - クレアチニン $\leq 1.5mg/dL$

慎重投与，禁忌

	慎重投与	禁　忌
年　齢	75歳以上	
腎機能障害	クレアチニン＞1.5mg/dL	
肝機能障害	総ビリルビン＞1.5mg/dL またはAST，ALT＞100U/L	
感　染	感染を疑う症例	
アルコール	アルコールに過敏症の既往	
内服・アレルギー		ジスルフィラム，シアナミド，プロカルバジン塩酸塩，ポリオキシエチレンヒマシ油含有製剤
既往歴	間質性肺炎の既往	

効　果

頭部顔面血管肉腫8例[1]	頭部血管肉腫9例[2]
CR　1例 PR　5例 RR　75％	CR　4例（PDまでの期間2～10カ月） PR　4例（PDまでの期間3.5～10カ月）

weekly PTX
有害事象マニュアル

有害事象の発現率[3, 4]

有害事象	発現率(%) all Grade	発現率(%) Grade 3	発現時期
☐ 白血球減少	27〜90	3〜38	7〜10日後
✓ 好中球数減少	83	31	7〜10日後
☐ 食欲不振	26	6	4〜7日後
✓ 末梢性感覚ニューロパチー	76	6	数週間後
☐ 悪心	31	3	1〜7日後
✓ 過敏反応	2〜4	0	多くは投与開始10分以内
☐ 関節痛・筋肉痛	4〜10	0〜2	2〜3日後
☐ 肺臓炎	11	6	4〜7日後
☐ 脱毛症	94		2〜3週間後

☑:「有害事象マネジメントのポイント」参照。

減量早見表

減量レベル	PTX
初回投与量	100mg/m^2
−1	80mg/m^2
−2	60mg/m^2

減量レベル	PTX
初回投与量	80mg/m^2
−1	60mg/m^2
−2	50mg/m^2

有害事象マネジメントのポイント

✓ **好中球数減少**

治療開始前のマネジメント

- weekly PTX (wPTX) では重篤な好中球数減少の頻度は低いが，投与時の体調などによっては注意が必要である。
- 好中球数減少の発症時期は自覚症状がほとんどないため，定期的な血液検査を行うことが必要。当センターでは投与前に必ず採血検査を施行している。
- wPTX (6週連続投与2週休薬) では好中球数減少の最低値 (nadir) までの期間中央値

は投与開始22日後とされる[5]。

有害事象発生時のマネジメント

- 好中球数減少（Grade 3以上）では休薬し，次回からの減量を検討する。
- 好中球数減少（Grade 2程度）でのnadirの時期を考慮し，休薬も検討する。

✓ 末梢性感覚ニューロパチー

治療開始前のマネジメント

- ニューロパチーの主体は末梢性感覚ニューロパチーであるが，末梢性運動ニューロパチーが出現することもあるので注意する。
- 治療継続に大きく関わる因子であり，使用が長期にわたると頻度が高くなることを理解しておく。

有害事象発生時のマネジメント

- Grade 3以上のニューロパチーが発現した場合は休薬を行い，次回からの減量を検討する。
- Grade 2であっても明らかなQOLの低下を認める場合は休薬を検討する。

✓ 過敏反応

治療開始前のマネジメント

- タキサン系では95％が1～2回目の投与時に生じ，80％が開始10分以内に症状が出現するとされる[6]。

- 前投薬として抗ヒスタミン薬が投与されている。抗ヒスタミン薬は溶媒として無水エタノールを含むことから，投与当日は自動車運転などは行わないように指導を行う。

有害事象発生時のマネジメント

- 点滴の速度をゆるめる。
- 速度をゆるめても症状が悪化するようであれば投与を中止する。
- 状態によっては輸液や酸素吸入も行う。
- 膨疹や全身の紅斑，呼吸困難感や発熱などが認められた場合はステロイドの投与を検討する。
- 血圧低下やアナフィラキシー症状が出現した場合はアドレナリンの投与を速やかに行う。

| 症例 | 80歳男性，頭部血管肉腫 |

　頭部の病変に対し放射線治療およびパクリタキセル［PTX］（タキソテール®）を3週間に1度の投与で治療開始。頭部の病変は消失。その他に転移を思わせる病巣もなく，タキソテール®の間隔を開け（最大8週に1度まで），投与継続していた。

　定期的診察時に耳下腺から頸部へのリンパ節腫大を認め，weekly PTXを開始した。初回投与開始15分後程度で顔面の発赤，血圧上昇，動悸出現。

　点滴速度をゆるめることで対応し，症状は改善。次の投与回からは前投薬に加え，抗アレルギー薬の内服も追加。薬剤の追加により，症状の出現はコントロール可能となっている。

文　献

1) Schlemmer M, et al：Paclitaxel in patients with advanced angiosarcomas of soft tissue：a retrospective study of the EORTC soft tissue and bone sarcoma group. Eur J Cancer. 2008;44(16):2433-6.
2) Fata F, et al：Paclitaxel in the treatment of patients with angiosarcoma of the scalp or face. Cancer. 1999;86(10):2034-7.
3) Tahara M, et al：Weekly paclitaxel in patients with recurrent or metastatic head and neck cancer. Cancer Chemother Pharmacol. 2011;68(3):769-76.
4) Grau JJ, et al：Weekly paclitaxel for platin-resistant stage IV head and neck cancer patients. Acta Otolaryngol. 2009;129(11):1294-9.
5) ブリストル・マイヤーズ スクイブ：タキソール®添付文書．
6) Lenz HJ：Management and preparedness for infusion and hypersensitivity reactions. Oncologist. 2007;12(5):601-9.

　　　　　　　　　　　　　　　　　　　　　　　　　　　　　　　　（吉川周佐）

IV 乳房外パジェット病

DTX

投与スケジュール

DTX 60mg/m², 1.5時間	↓		
	1	…	21 （日）

上記3週を1コースとする。

投与例

投与日	投与順	投与量	投与方法
1	1	デキサメタゾンリン酸エステルナトリウム（デキサート®）2.0mL（6.6mg）＋ 生食 50mL	点滴末梢本管（15分）
	2	ドセタキセル水和物［DTX］（タキソテール®）60mg/m² ＋ 生食 250mL	点滴末梢本管（1.5時間）
	3	生食 50mL	点滴末梢本管（5分）

適応・治療開始基準

- 組織学的にパジェット病と診断されている患者。
- 手術可能であるが多数のリンパ節転移を有する。
- 根治切除不能な再発・転移を有する。
- 腫瘍臓器機能が保たれている（以下の基準が目安）。

  - 白血球 ≧ 4,000/μL
  - 好中球数 ≧ 2,000/μL
  - 血小板数 ≧ 10.0 × 10⁴/μL
  - ヘモグロビン ≦ 9.5g/dL
  - 総ビリルビン ≦ 1.5mg/dL
  - クレアチニン　正常範囲内
  - 総ビリルビン ≦ 1.5mg/dL
  - AST，ALT ≦ 2×UL

慎重投与,禁忌

	慎重投与	禁 忌
年 齢	75歳以上	
胸水,腹水,浮腫	胸水,腹水,浮腫がある	
心疾患	心疾患がある	
間質性肺疾患	間質性肺炎,肺線維症がある	
腎機能障害	腎機能障害がある	
肝機能障害	肝機能障害がある	
感 染		活動性の感染症がある

DTX 有害事象マニュアル

有害事象の発現率 [1, 2]

有害事象	発現率(%) all Grade	発現率(%) Grade 3	発現時期
☐ 白血球減少	90〜95.2	59.7〜65	8〜14日後
✓ 好中球数減少	90〜90.3	70〜79	8〜14日後
✓ 発熱性好中球減少症			
✓ 貧血	40.3〜70	1.6〜25	4〜7日後
☐ 口腔粘膜炎	45	10	
☐ 脱毛症	80.6	3.2	
☐ 悪心・嘔吐	43.5	3.2	
☐ 発熱	59.7	1.6	
✓ 浮腫	14.5	1.6	
☐ 間質性肺炎	3.2〜5	1.6〜5	

✓:「有害事象マネジメントのポイント」参照。

減量早見表

減量レベル	DTX
初回投与量	60 mg/m²
−1	50 mg/m²
−2	40 mg/m²

有害事象マネジメントのポイント

✓ 好中球数減少・発熱性好中球減少症

治療開始前のマネジメント

- 好中球数減少が最も注意の必要な有害事象である。好中球数減少は有害事象として実際に目に見えないが、いかに注意が必要かを患者に十分説明してから投与を開始する。また、38℃以上の急な発熱、または37.5℃以上の持続する発熱があるときには必ず病院へ連絡するように指導しておく。
- 通常、投与8〜14日後頃に発現し、多くは次コース開始までに回復するが、骨髄抑制には個人差があるため、特に最初の1〜2コースは外来で必ず投与1週間後の採血チェックを行う。

有害事象発生時のマネジメント

- Grade 3以上の好中球数減少は，薬剤の減量または休薬を考慮する。
- 発熱性好中球減少症は，入院にて顆粒球コロニー刺激因子（G-CSF）製剤および静注抗菌薬の投与を行う。G-CSF製剤は，好中球数1,000/μL未満で38℃以上の発熱が出現するか，好中球数500/μL未満が確認された時点から投与する。全身状態が良好な低リスク群（MASCCスコア21点以上）に対しては，経口抗菌薬〔レボフロキサシン水和物（クラビット®）など〕による外来治療も選択肢の1つとなるが，患者に対する十分な教育や理解，近隣病院のサポート体制などを考慮して対応する必要がある。

✓ 口腔粘膜炎

治療開始前のマネジメント

- 口腔粘膜炎は重症化すると経口摂取を著しく障害するため，治療開始前から口腔粘膜炎出現時の対応を患者に説明しておく。
- 口腔衛生が不良であると口腔粘膜炎を生じやすくなるため，治療開始前からのケアを歯科・口腔外科に依頼する。
- 口腔内違和感の出現時から含嗽を励行する。

有害事象発生時のマネジメント

- 1回につきアズレンスルホン酸ナトリウム水和物・NaHCO$_3$配合（含嗽用ハチアズレ®顆粒）2gを常温水100mLに溶解したもので口腔内含嗽を1日4，5回行う。
- 口腔内乾燥やアフタ性潰瘍が生じた場合には含嗽用ハチアズレ®顆粒にリドカイン塩酸塩（キシロカイン®液「4％」）・アドレナリン配合1〜2mLを併用する。
- 口角炎に対してはmildランク程度のステロイド軟膏やアズレンスルホン酸ナトリウム水和物（アズノール®軟膏0.033％）の塗布を行う。
- カンジダなどの真菌感染の合併を考えた時にはミコナゾール（フロリードゲル経口用）の塗布を開始する。

✓ 間質性肺炎

治療開始前のマネジメント

- 間質性肺炎またはその既往を有する場合はドセタキセル水和物［DTX］（タキソテール®）の投与を避けることが望ましい。
- 定期的に胸部X線検査を行い，間質影の有無をチェックする。

有害事象発生時のマネジメント

- DTXの投与は中止とし，呼吸器内科と連携をとり速やかに治療を開始する。
- 感染症や他の肺疾患，原病の悪化との鑑別をつけることが重要である。

症例　67歳男性，外陰部パジェット病，多発リンパ節転移

術後フォローアップにて骨盤内の多発リンパ節転移を認め，ドセタキセル水和物[DTX]（タキソテール®）の投与を3週間隔で開始した。

投与10日後の採血で毎回Grade 2の白血球減少，好中球数減少が出現。発熱などの所見はなく経過観察で回復する。脱毛に関しては初回から3，4コース目までは認めていたが，その後は生毛を認め，脱毛症も著明ではなくなった。

コースが増すにつれ浮腫を認めるようになったが，現在は無治療で経過観察としている。

文献

1) 犬山征夫, 他：進行・再発頭頸部癌に対するRP56976（Docetaxel）の後期第Ⅱ相臨床試験．癌と化学療法．1999;26(1):107-16.
2) Zenda S, et al：Single-agent docetaxel in patients with platinum-refractory metastatic or recurrent squamous cell carcinoma of the head and neck (SCCHN). Jpn J Clin Oncol. 2007;37(7):477-81.

（吉川周佐）

索 引

英 数

数字
5％ブドウ糖液 40
5-FU 47
5-HT$_3$受容体拮抗制吐薬 46, 63

A
ACTH 12, 18
ADM 53

C
CA療法 ☞ CDDP ＋ ADM
CBDCA 42
CBDCA ＋ PTX 3, 42
CDDP 47, 53
CDDP ＋ 5-FU 47
CDDP ＋ ADM 53
CPT-11 59
CT検査 30, 41

D
DTIC 3, 37
DTX 5, 6, 70

F
FP療法 ☞ CDDP ＋ 5-FU
FT$_3$ 12, 18
FT$_4$ 12, 18

G
G-CSF製剤 40, 45, 50, 56, 62, 73

I
infusion reaction 12, 19

K
KL-6 11

M
MASCCスコア 35, 40, 45, 50, 62, 73

MRI検査 41

N
NSAIDs 23, 24, 29, 34

P
PTX 42, 65

S
SN-38 61, 62
SP-D 11
SpO$_2$ 11, 30
Stevens-Johnson症候群 23

T
TSH 12, 18

U
UGT（UDP-グルクロン酸転移酵素） 62

W
weekly PTX 5, 65

和 文

あ
アズノール® 73
アズレンスルホン酸ナトリウム水和物 73
アズレンスルホン酸ナトリウム水和物・NaHCO$_3$配合 51, 57, 73
アセトアミノフェン 23, 24, 29, 34, 52, 58
アトロピン硫酸塩水和物 62
アドリアシン® 53
アドリアマイシン ☞ ADM
アドレナリン 13, 19, 68
アナフィラキシー症状 68
アフタ性潰瘍 73
アプレピタント 50, 56
アルプラゾラム 46, 50, 56, 63
アロキシ® 50, 56, 63
悪性黒色腫 2, 8, 14, 21, 27, 37, 42

い
イピリムマブ 3, 14
イメンド® 50, 56
イリノテカン塩酸塩水和物 ☞ CPT-11
インターフェロンベータ 32
意識障害 12, 19

う
う歯 51, 57

え
エコー検査 41
壊死性抗癌剤 57

お
オプジーボ® 8
オプソ® 52, 58
オランザピン 50, 56
オンダンセトロン塩酸塩水和物 46, 50, 56, 63

あ

悪寒　*12, 19*
悪心　*50, 56, 63*
嘔気・嘔吐　*11, 12, 17, 19, 45, 50, 56, 63*

か

カルボプラチン　☞ CBDCA
カロナール®　*23, 34, 52, 58*
カンジダ　*52, 58, 73*
下垂体機能　*18*
過敏反応　*68*
顆粒球コロニー刺激因子製剤　☞ G-CSF 製剤
咳嗽　*11, 12, 19*
肝炎　*11, 17*
肝機能障害　*11, 17, 41*
肝転移　*41*
間質性肺炎　*30, 73*
間質性肺疾患　*10*
関節炎　*24*
関節痛　*24*
感染症　*74*
眼球突出　*12, 18*
眼瞼の腫脹　*12, 19*
含嗽　*51, 57, 73*
含嗽用ハチアズレ®　*51, 57, 73*

き

義歯　*51, 57*
胸腹水　*51*
胸部X線検査　*10, 30, 73*

く

クーリング　*30, 36*
クロベタゾールプロピオン酸エステル軟膏　*57*

け

解熱鎮痛薬　*12, 19*
下痢　*17, 62*
血管外漏出　*57*
血管痛　*40*
血便　*17*
結節性紅斑様皮疹　*23*
倦怠感　*11, 12, 17, 18*

こ

コルチゾール　*12, 18*
呼吸困難　*11, 12, 19, 68*
口角炎　*73*
口腔衛生　*51, 57, 73*
口腔内潰瘍　*51, 57*
口腔内乾燥　*51, 57, 73*
口腔粘膜炎　*51, 57, 73*
口唇の腫脹　*12, 19*
抗菌薬　*40, 45, 50, 56, 62, 73*
抗コリン薬　*62*
抗ヒスタミン薬　*12, 19, 68*
甲状腺機能障害　*18*
好中球数減少　*35, 39, 45, 49, 55, 61, 67, 72*
行動変化　*18*

さ

採血チェック　*35, 45, 49, 55, 61, 72*
寒気　*12, 18*
酸素吸入　*13, 19, 68*

し

シスプラチン　☞ CDDP
ジプレキサ®　*50, 56*
歯周病　*51, 57*
視野欠損　*18*
昇圧剤　*13, 19*
消化管穿孔　*17*
静脈炎様症状　*40*
食欲不振　*11, 17*
振戦　*12, 18*

す

ステロイド　*13, 19, 23, 24, 30, 36, 40, 73*
頭痛　*18*

せ

ゼルボラフ®　*21*
制吐薬　*45, 50, 56*
全身の紅斑　*68*

そ

ゾフラン®　*46, 50, 56, 63*

た

タキソール®　*65*
タキソテール®　*70*
ダカルバジン　☞ DTIC
ダブラフェニブ　*3*
多形紅斑様皮疹　*23*
体重減少　*12, 18*
体重増加　*51*
大腸炎　*17*

ち

注射時の疼痛　*35*
注射部位反応　*29, 35*
注入に伴う反応　☞ infusion reaction
中毒性表皮壊死融解症　*23*

て

デキサート®　*45, 50, 56, 63*
デキサメタゾンリン酸エステルナトリウム　*45, 50, 56, 63*
デルモベート®軟膏　*57*
低血圧　*18*
電解質異常　*18*

と

トポテシン®　*59*
トラメチニブ　*3*
ドセタキセル水和物　☞ DTX
ドパミン受容体拮抗薬　*45, 50, 56, 63*
ドンペリドン　*45, 50, 56, 63*
疼痛　*30*
糖尿病　*40*
頭部血管肉腫　*5, 65*
動悸　*12, 18, 19*
動作緩慢　*12, 18*

な

ナウゼリン®　*50, 56, 63*

に

ニボルマブ　*3, 8*
乳房外パジェット病　*6, 70*

ね

熱感 30

の

ノバミン® 46, 50, 56, 63

は

パクリタキセル ☞ PTX
パロノセトロン塩酸塩 50, 56, 63
排便回数の増加 17
白血球減少 35, 49, 55
発汗過多 12, 18
発熱 12, 19, 29, 34, 68
発熱性好中球減少症 39, 45, 61, 72

ひ

皮膚粘膜眼症候群 ☞ Stevens-Johnson症候群
皮膚扁平上皮癌 4, 47, 59
皮膚有棘細胞癌 23

ふ

フエロン® 32
フエロン維持療法 32
フエロン療法 2, 32
フルオロウラシル ☞ 5-FU
フロセミド 51
フロリード 52, 58, 73
ブスコパン® 62

ブチルスコポラミン臭化物 62
プリンペラン® 45, 50, 56, 63
プレドニゾロン 23
プレドニン® 23
プロイメンド® 46, 63
プロカイン塩酸塩 36
プロクロルペラジンマレイン酸塩 45, 50, 56, 63
浮腫 12, 18, 51
不眠 12, 18
腹痛 17, 62

へ

ベムラフェニブ 3, 21
ベンゾジアゼピン系抗不安薬 46, 50, 56, 63
ペグインターフェロン アルファ-2b 2, 26
ペグイントロン® 26

ほ

ホスアプレピタントメグルミン 46, 63
膨疹 68
発疹 23
発赤 30

ま

麻酔薬含有軟膏 36
末梢性運動ニューロパチー 68
末梢性感覚ニューロパチー 68

み

ミコナゾール 52, 58, 73

め

めまい 12, 19
メトクロプラミド 45, 50, 56, 63

も

モルヒネ塩酸塩水和物 52, 58

や

ヤーボイ® 14
薬剤性肺障害 30
薬剤漏出 40

ゆ

輸液 68
疣贅 23
有棘細胞癌 4, 47, 59
有痛性紅斑 24

ら

ラ音 11
ラシックス® 51

ろ

ロペミン® 62
ロペラミド塩酸塩 62
ロラゼパム 51, 57

索引

77

■ 編者紹介

清原祥夫（きよはらよしお）
静岡県立静岡がんセンター皮膚科部長

1982年　埼玉医科大学卒業，同大学皮膚科（池田重雄教授）入局
1986年　国立がんセンター（石原和之先生）レジデント研修
1988年　埼玉医科大学皮膚科（池田重雄教授）助手
1996年　　　同　　　講師（1998年より土田哲也教授）
2002年より静岡県立静岡がんセンター皮膚科部長，現在に至る
2004年より埼玉医科大学皮膚科非常勤講師
2013年より鳥取大学医学部皮膚科非常勤講師

静がんメソッド
静岡がんセンターから学ぶ最新化学療法＆有害事象マネジメント

皮膚癌編

定価（本体4,200円＋税）

2016年9月20日　　第1版

■ 編　者　　清原祥夫
■ 発行者　　梅澤俊彦
■ 発行所　　日本医事新報社
　　　　　　〒101-8718 東京都千代田区神田駿河台2-9
　　　　　　電話　03-3292-1555（販売）・1557（編集）
　　　　　　www.jmedj.co.jp
　　　　　　振替口座　00100-3-25171
■ 印　刷　　日経印刷株式会社
■ デザイン　吉田ひろ美

©清原祥夫 2016 Printed in Japan
ISBN978-4-7849-5631-9 C3047 ¥4200E

・本書の複製権・翻訳権・上映権・譲渡権・公衆送信権（送信可能化権を含む）は（株）日本医事新報社が保有します。

JCOPY ＜（社）出版者著作権管理機構 委託出版物＞
本書の無断複写は著作権法上での例外を除き禁じられています。複写される場合は，そのつど事前に，（社）出版者著作権管理機構（電話 03-3513-6969, FAX 03-3513-6979, e-mail:info@jcopy.or.jp）の許諾を得てください。